内科医のための

外来・刑事責任編

訴訟事例から学ぶ日常診療のクリティカルポイント

編著 日山　亨　広島大学保健管理センター
　　　日山恵美　海上保安大学校警察学講座
　　　吉原正治　広島大学保健管理センター長

株式会社 新興医学出版社

序　文

　医療をめぐる環境は，近年，激動しているといってよいであろう．特にこの10年間に，医療現場における事件・事故の報道は日本中に「医療不信」の風を巻き起こし，その後，医師不足が顕在化し，医師の過労死が問題となるような「医療崩壊」の時を経て，現在は「医療再生」に向けての取組みがなされる時代となってきている．医師の数や業務分担のあり方についても話題となっているが，医療が患者と医療従事者の協同で出来上がるものであるという視点からも，関係者のコミュニケーションと連携が必須であり，とりわけわれわれ医師の立場からみて，医師・患者間の信頼が医療再生の基本となる．本書は，まさに医師・患者間の信頼を取り戻し，より良い医療につなげ，そして医療を再生させるための礎となるものであろう．

　患者との信頼感構築のために，どのようなことが患者との争いになり，そしてその状況で医師はどのように対応すべきであったか，すなわち，不信を招くような状況にならないためのポイントを正確に把握することは，われわれ医師にとって必須の知識であろう．本書は，これまでの医師・患者間の争いの最たる状況である訴訟事例を簡潔に紹介し，そして，臨床医および法律関係者の視線もあわせながら，臨床現場でのクリティカルポイントを考えるものであり，日々の診療に多いに役立つものではなかろうか．

　判決文というとかた苦しいイメージがあるが，本書では，1事例ずつコンパクトに，かつ，コンサイスにまとめてあり，忙しい臨床の合間を縫っても読める構成となっている．多くの医師に本書を手に取って読んでいただき，患者とともに医療従事者をも苦しめる医療事故・トラブルが減少することにつながることを心より期待している．

　2010年8月

広島大学保健管理センター
センター長　吉原　正治

はじめに

　私たちは，内科系総合医学雑誌『モダンフィジシャン』に，平成18年1月から「判例から学ぶ日常診療のクリティカルポイント」を連載してきました．本書はその「外来編」および「外来編パート2」，「刑事責任編」で紹介した訴訟事例を，あらためて加筆修正してまとめたものです．

　訴訟事例をみてみると，ありふれた日常診療のなかに，さまざまなピットフォールがあることに気づきます．それは，感冒と誤診されてしまう急性心筋炎であったり，急性胃炎と誤診されてしまう劇症型の糖尿病であったりします．どちらも数時間から数日といった短期間の診断の遅れが，まさに患者の命取りになるおそれがあります．このような事例にも，どこかに正確な診断に早期に至る糸口があり，ちょっとした注意で，患者の不幸な結果を避けることができたと判断されたものもあります．薬剤を処方したり，使用したりする際にも，さまざまなピットフォールがあります．本書では，医療事故訴訟事例を通して，日常診療のなかの，ふと見落としてしまいそうな，でも決して見落としてはならない重要なポイントを，医師の視点から取り上げてみました．

　私たち医師はみな，受診された患者の方々の病状をできるだけ良くして，喜んでもらえるようにと願って，日々の診療を行っています．その過程で，私たちの不注意・不手際によって患者に不都合な結果が生じる事態になることがあれば，それはとても残念なことであり，絶対に避けるべきものです．この本の内容が，少しでも，そのような事態を避けるヒントになれば，本書を執筆した私たちにとって，これ以上の喜びはありません．

2010年8月

著者を代表して
日山　亨

内科医のための 訴訟事例から学ぶ 日常診療のクリティカルポイント CONTENTS

第1部 近年の医療訴訟にみられる傾向　1

第2部 外来編　5

1. 中枢・末梢神経疾患

【ケース1-1】　6
精神疾患を疑い精神科に紹介した患者が，実はヘルペス脳炎であり，重篤な後遺症を残した事例
（名古屋地裁平成19年4月26日判決，判例時報2014号109ページ）

【ケース1-2】　8
感冒と診断し治療した患者が，実はヘルペス脳炎であり，重度の後遺症を残した事例
（大阪高裁平成9年9月19日判決，判例時報1630号66ページ）

【ケース1-3】　11
発熱，嘔吐を訴えた小学生の，総合医療機関への転送時期が問題となった事例
（最高裁平成15年11月11日判決，裁判所ホームページ判例検索）

【ケース1-4】　13
酔って自宅の階段から転落した患者が，救急外来を受診し帰宅した後，硬膜下血腫などにより死亡した事例（神戸地裁明石支部平成2年10月8日判決，判例時報1394号128ページ）

【ケース1-5】　15
頭痛，嘔吐を訴え頭部CTでは異常がないと判断された患者が，帰宅後くも膜下出血により死亡した事例（名古屋高裁平成14年10月31日判決，裁判所ホームページ判例検索）

【ケース1-6】　17
当直時間帯に頭蓋内出血が疑われた患児を脳外科へ紹介した際の，紹介内容などが問題とされた事例
（大阪高裁平成8年9月10日判決，判例タイムズ937号220ページ）

【ケース1-7】　19
手首からの採血時に橈骨神経損傷を生じた事例
（福岡地裁小倉支部平成14年7月9日判決，裁判所ホームページ判例検索）

【ケース1-8】　20
注射針刺入時鋭い痛みのあった部位に再度刺入されたため，反射性交感神経性異栄養症を生じた事例
（大阪地裁平成10年12月2日判決，判例時報1693号105ページ）

2. 呼吸器疾患

【ケース2-1】　24
ポンタール®やピリン系の薬剤で呼吸困難になったことがあるが，アスピリンは構わないと伝えてきた患者に対し，バファリン®（アスピリン）を処方したところ，喘息重積発作を生じ死亡した事例
（松山地裁今治支部平成3年2月5日判決，判例タイムズ752号212ページ）

【ケース 2-2】·· 27
　感冒に対する投薬後に顆粒球減少症をきたし，死亡した事例
　（最高裁平成 9 年 2 月 25 日判決，裁判所ホームページ判例検索・判例時報 1598 号 70 ページ）

【ケース 2-3】·· 29
　肺結核に対するエタンブトールを投与中に視力低下を認め，その後失明した事例
　（神戸地裁平成 3 年 4 月 22 日判決，判例タイムズ 770 号 236 ページ）

【ケース 2-4】·· 31
　肺癌手術の既往歴があり，発熱，咳が持続していた患者が，肺アスペルギルス症により死亡した事例
　（さいたま地裁平成 13 年 9 月 26 日判決，裁判所ホームページ判例検索）

【ケース 2-5】·· 33
　胸部 X 線検査を含む健康診断受診後に，肺癌により死亡した事例
　（札幌地裁平成 14 年 3 月 14 日判決，裁判所ホームページ判例検索）

【ケース 2-6】·· 35
　健診における胸部 X 線の異常陰影の見落としにより肺癌の発見が遅れ，手術を受け再発・転移
　はないものの，死への不安や恐怖の程度が高まったとして損害賠償が認められた事例
　（東京地裁平成 18 年 4 月 26 日判決，裁判所ホームページ判例検索）

【ケース 2-7】·· 38
　健康診断結果の入力ミスにより，肺癌の発見が遅れた事例
　（仙台地裁平成 18 年 1 月 26 日判決，判例時報 1939 号 92 ページ）

3. 循環器疾患

【ケース 3-1】·· 41
　発熱，咳，血痰を訴えた患者を感冒と診断し治療したが，実は急性心筋炎であり，診察後 2 日目
　に死亡した事例（東京地裁平成 10 年 11 月 6 日判決，判例時報 1698 号 98 ページ）

【ケース 3-2】·· 43
　上背部痛および心窩部痛を訴えた患者が，点滴開始直後に急変した事例
　（最高裁平成 12 年 9 月 22 日判決，裁判所ホームページ判例検索・判例時報 1728 号 31 ページ）

【ケース 3-3】·· 44
　胸痛の原因を肋間神経痛疑いと診断し治療した患者が，実は虚血性心疾患であり，翌日死亡した事例
　（大阪地裁平成 7 年 9 月 4 日判決，判例タイムズ 914 号 234 ページ）

【ケース 3-4】·· 47
　心臓疾患に対する投薬内容を変更した直後，患者が急変した事例
　（神戸地裁平成 8 年 7 月 8 日判決，判例時報 1626 号 106 ページ）

【ケース 3-5】·· 48
　自分の症状を正確に認識せず入院を拒否しているうっ血性心不全の患者が，突然死した事例
　（東京地裁平成 18 年 10 月 18 日判決，判例時報 1982 号 102 ページ）

【ケース 3-6】·· 51
　急性アルコール中毒の治療をし帰宅させた大学生が，帰宅直後に死亡した事例
　（高松高裁平成 18 年 9 月 15 日判決，判例時報 1981 号 40 ページ）

4. 消化器疾患

【ケース 4-1】 ··· 54
嘔吐，発熱に対して鎮痛・解熱薬を注射し内服薬を処方し帰宅させた患者が，自室アパートで死亡していた事例（福岡高裁平成 14 年 8 月 29 日判決，裁判所ホームページ判例検索）

【ケース 4-2】 ··· 56
胃内視鏡検査時のキシロカイン®の投与量が問題となった事例
（東京高裁平成 6 年 10 月 20 日判決，判例時報 1534 号 42 ページ）

【ケース 4-3】 ··· 60
胃内視鏡検査の前投薬薬剤投与後ショック状態となり死亡，前投薬薬剤に関するインフォームド・コンセントなどが問題とされた事例（福岡地裁小倉支部平成 15 年 1 月 9 日判決，裁判所ホームページ判例検索）

【ケース 4-4】 ··· 63
胃内視鏡検査の前処置のキシロカイン®投与により，アナフィラキシーショックを起こして死亡した事例（福岡高裁平成 17 年 12 月 15 日判決，判例時報 1943 号 33 ページ）

【ケース 4-5】 ··· 65
睡眠導入薬を使用した胃内視鏡検査後，自動車運転中に交通事故を起こした事例
（神戸地裁平成 14 年 6 月 21 日判決，裁判所ホームページ判例検索）

【ケース 4-6】 ··· 67
内視鏡的異物除去が成功せず，緊急開腹手術となった事例
（東京地裁平成 14 年 4 月 26 日判決，裁判所ホームページ判例検索）

【ケース 4-7】 ··· 70
胃内視鏡検査を受け，心配はいらないと説明を受けた 3 カ月後に，スキルス胃癌と診断され死亡した事例（最高裁平成 16 年 1 月 15 日判決，裁判所ホームページ判例検索）

【ケース 4-8】 ··· 72
腹痛を訴えた患者が，外来診察の翌日急死した事例
（東京地裁平成 7 年 3 月 23 日判決，判例時報 1556 号 99 ページ）

【ケース 4-9】 ··· 74
注腸造影検査の際に，膣にバリウムが 2 回注入された事例
（東京地裁平成 14 年 2 月 20 日判決，東京・大阪医療訴訟研究会編『医療訴訟ケースファイル vol.1』（判例タイムズ社，平成 17 年刊），364 ページ）

【ケース 4-10】 ··· 75
便潜血反応陽性のため受けた注腸造影検査で異常所見なしとされたが，その約 11 カ月後に大腸癌・肝転移により死亡した事例（大阪高裁平成 12 年 2 月 25 日判決，判例タイムズ 1041 号 227 ページ）

【ケース 4-11】 ··· 77
腹膜炎の既往のある患者の大腸内視鏡検査時に大腸穿孔を生じた事例
（岡山地裁平成 15 年 4 月 2 日判決，裁判所ホームページ判例検索）

【ケース 4-12】 ··· 79
日帰りでの大腸内視鏡的ポリペクトミー後の療養方法の指導，説明が問題となった事例
（大阪地裁平成 10 年 9 月 22 日判決，判例時報 1690 号 94 ページ）

【ケース 4-13】 81
　脳血管障害に対する薬剤投与開始約 1 カ月後に，薬剤性急性肝炎を発症した事例
　（東京地裁平成 9 年 11 月 26 日判決，判例時報 1645 号 82 ページ）

5. 代謝疾患

【ケース 5-1】 83
　腹痛，悪心を訴えた高校生が，診察の翌日，糖尿病性昏睡により死亡した事例
　（広島地裁尾道支部平成元年 5 月 25 日判決，判例時報 1338 号 127 ページ）

6. 腎疾患

【ケース 6-1】 86
　長期血液透析を必要とする腎不全患者が，精神疾患があることを理由に透析導入されず，死亡した事例（福岡高裁平成 9 年 9 月 19 日判決，判例タイムズ 974 号 174 ページ）

【ケース 6-2】 89
　紫斑病性腎炎として治療していた 20 歳代の若年患者が，腎癌で死亡した事例
　（松山地裁平成 10 年 3 月 25 日判決，判例タイムズ 1008 号 204 ページ）

7. 整形外科疾患

【ケース 7-1】 92
　肩こりに対して行った麻酔薬の局所投与後，患者が急変した事例
　（大津地裁平成 8 年 9 月 9 日判決，判例タイムズ 933 号 195 ページ）

8. 皮膚科疾患

【ケース 8-1】 95
　せつ腫症，痒疹に対するステロイドの投与方法が問題となった事例
　（札幌地裁平成 14 年 12 月 24 日判決，裁判所ホームページ判例検索）

【ケース 8-2】 97
　小児に対して禁忌とされている抗菌薬を小児に投与し，3 年間にわたり皮疹が出現している事例
　（福岡地裁平成 17 年 1 月 14 日判決，裁判所ホームページ判例検索）

9. 産婦人科疾患

【ケース 9-1】 99
　吐き気を訴えた若年女性が，X 線検査や投薬後に妊娠と判明し，胎児への悪影響を恐れて人工妊娠中絶した事例（大阪地裁平成 14 年 9 月 25 日判決，東京・大阪医療訴訟研究会編『医療訴訟ケースファイル vol.1』（判例タイムズ社，平成 17 年刊），233 ページ）

【ケース 9-2】 101
　下腹部痛を訴えて救急外来を受診した患者が，長時間痛みを味わわされたと訴えた事例
　（岐阜地裁平成 14 年 5 月 30 日，裁判所ホームページ判例検索）

10. 耳鼻咽喉科疾患

【ケース 10-1】 104
急性咽頭炎として点滴中容態が急変し，死亡した事例
（東京地裁平成 14 年 3 月 18 日判決，判例タイムズ 1139 号 207 ページ）

【ケース 10-2】 106
前頸部腫瘤の診断の遅れが問題とされた事例
（東京地裁昭和 58 年 2 月 17 日判決，判例時報 1070 号 56 ページ）

11. 泌尿器科疾患

【ケース 11-1】 108
小学 2 年の男児が，精索捻転症により，左精巣摘出手術が必要となった事例
（名古屋地裁平成 12 年 9 月 18 日判決，判例タイムズ 1110 号 186 ページ）

12. その他

【ケース 12-1】 111
医院でデイケアを受けていた高齢者が，医院の送迎バスを降りた直後に転倒し骨折，その後肺炎を併発し死亡した事例（東京地裁平成 15 年 3 月 20 日判決，判例時報 1840 号 20 ページ）

【ケース 12-2】 112
採血後の血腫予防のための指示内容が問題とされた事例
（東京地裁平成 19 年 5 月 31 日判決，裁判所ホームページ判例検索）

【ケース 12-3】 113
造影 CT 検査の造影剤によるアナフィラキシー様ショックで死亡した事故に際し，検査前の問診内容が問題とされた事例（東京地裁平成 15 年 4 月 25 日判決，裁判所ホームページ判例検索）

【ケース 12-4】 116
病院の医療事故調査報告・説明の内容が問題とされた事例
（京都地裁平成 17 年 7 月 12 日判決，裁判所ホームページ判例検索）

【ケース 12-5】 118
献血の際の試験採血により神経障害を生じたことを理由に，過大な要求がなされた事例
（大阪地裁平成 8 年 6 月 28 日判決，判例時報 1595 号 106 ページ）

第 3 部　刑事責任編　123

【ケース 1】 124
経鼻胃管を気管支内に誤挿入し，腸管洗浄液を注入したため，患者が呼吸不全で死亡した事例
（水沢簡略式平成 13 年 12 月 11 日，飯田英男著『刑事医療過誤Ⅱ［増補版］』（判例タイムズ社，平成 19 年刊），567 ページ）

【ケース 2】 125
ヘパリン加生理食塩水がセラチア菌に汚染され，入院患者 12 名に敗血症が生じ，6 名が死亡した事例（東京簡略式平成 16 年 4 月 16 日，飯田英男著『刑事医療過誤Ⅱ［増補版］』（判例タイムズ社，平成 19 年刊），899 ページ）

【ケース3】 ··· 126
　抗癌薬の過量投与により，患者が死亡した事例
　　（最高裁平成17年11月15日決定，飯田英男著『刑事医療過誤Ⅱ［増補版］』（判例タイムズ社，平成19年刊），
　　123ページ・刑集59巻9号1558ページ）

【ケース4】 ··· 128
　小腸狭窄に対するステント留置術に固執，その後，患者が汎発性腹膜炎を発症し死亡した事例
　　（高松地裁平成17年5月13日判決，飯田英男著『刑事医療過誤Ⅱ［増補版］』（判例タイムズ社，平成19年刊），
　　455ページ）

Q&A

Q　医師の行政処分はどうなっている？ ··· 4
Q　患者に生じた検査や治療の合併症は，すべて病院（医師）側の責任？ ··························· 22
Q　個別検診と集団検診で，X線写真の読影の過失判断に差はある？ ································ 37
Q　癌の見落としは末期の癌になるほど，損害賠償額が高くなる？ ··································· 39
Q　訴訟の場面で院内マニュアルがあることの意味は？ ··· 59
Q　インフォームド・コンセントの際，特に気をつけることは？ ······································ 61
Q　すべきことをしなかった（不作為）ことと結果との因果関係は？ ································ 88
Q　いわゆるクレーマー患者が刑事責任を問われた事例はある？ ······································ 120

第 1 部

近年の医療訴訟にみられる傾向

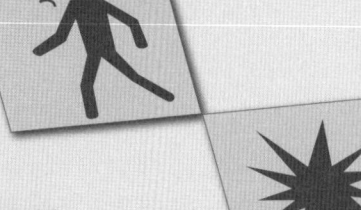
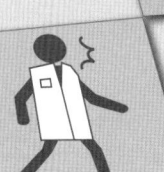

第1部　近年の医療訴訟にみられる傾向

　最初に，医療事故訴訟全体の動きについて概説します．民事医療事故訴訟の新受件数は平成9年には597件だったのに対し，平成15年には1,000件を超え，約2倍となりました（図1）．これは，近年の医療の高度化・複雑化に伴う事故発生要因の増加や，患者による治療法の決定（インフォームド・コンセント）の考え方の普及など，医療に対する患者側の意識の高まりがその要因として考えられています．しかし，平成16年の1,110件をピークに減少に転じ，平成20年は877件となりました．もっとも，これが本当に医療事故の減少を反映しているとまではいえません．医療事故が生じた際，訴訟に至る前に医療機関側が患者側とより早期に示談による解決を図った結果とも考えられるからです．この点に関しては，平成19年4月にalternative dispute resolution（ADR）法（裁判外紛争解決手続の利用の促進に関する法）が施行され，現在，医療分野でのADRも設立されていることが注目されます．

　診療科別医師1,000人当たりの民事訴訟件数（平成18年）をみてみると，産婦人科がもっとも多く16.8件であり，次いで形成外科10.5件，内科は6位，3.6件です（図2）．件数そのものは内科が1位，外科が2位，産婦人科が3位です（平成18年）．

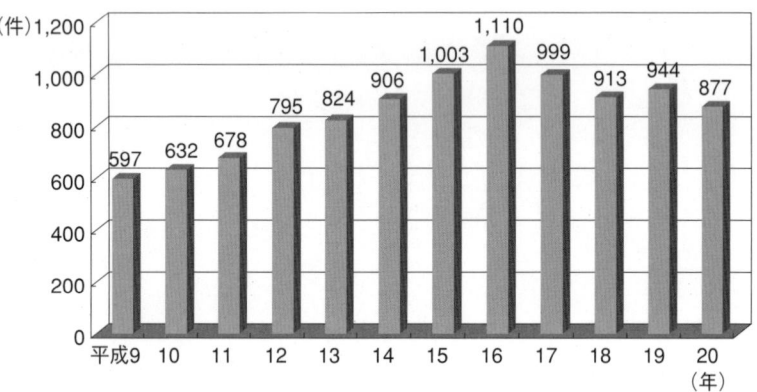

図1　医事関係訴訟事件新受件数（最高裁判所ホームページより）

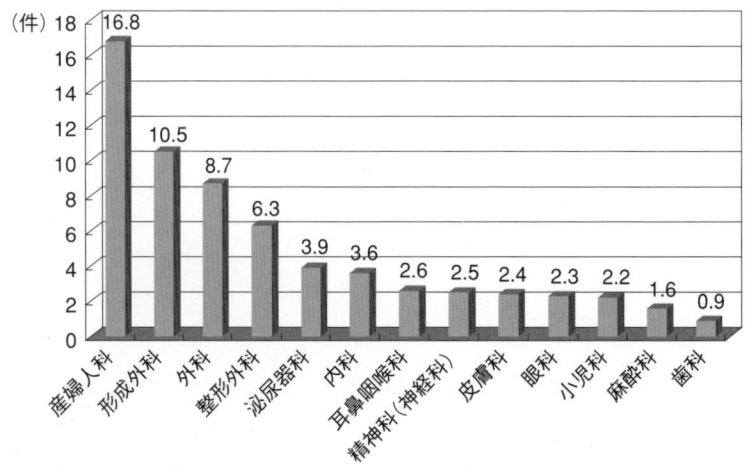

図2　診療科別医師1,000人当たりの新受件数
（平成18年，最高裁判所ホームページおよび厚生労働省ホームページデータより計算）

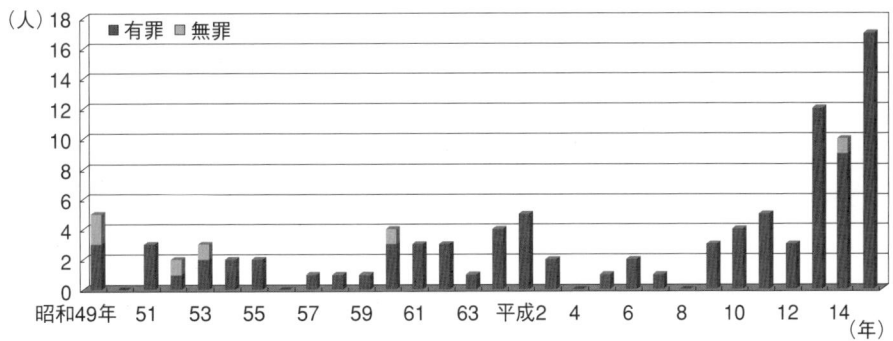

図3 刑事責任が問われた医師の人数（昭和49年〜平成15年：計100人）
（飯田英男，山口一誠著『刑事医療過誤』（判例タイムズ社，平成13年刊）および飯田英男著『刑事医療過誤Ⅱ[増補版]』（判例タイムズ社，平成19年刊）より作成）

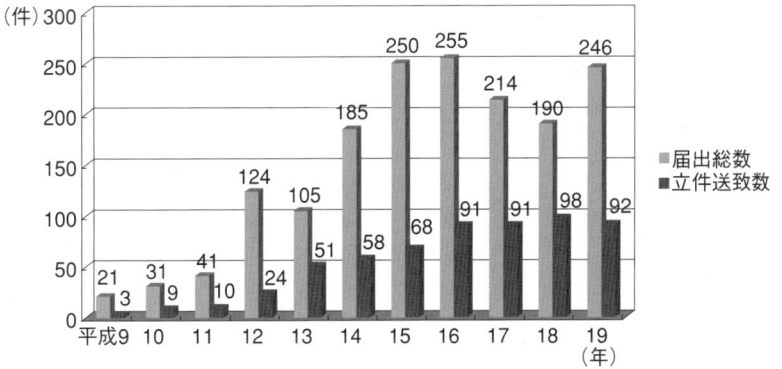

図4 警察への医療事故関係届出件数と立件送致・送付件数（警察庁による）

　民事訴訟における近時の傾向として，インフォームド・コンセントの内容が争点となる訴訟事例が増加していることがあげられます．判例データベースを用いて調べてみると，たとえば消化器内科領域では，患者側の訴えがインフォームド・コンセントの内容が不十分だったという事例は，昭和57〜平成5年までの間には認められないものの，平成6〜16年までの39事例中6事例（15％）に認められました．このように，臨床の場面においてインフォームド・コンセントはその重要度を増しており，臨床医にとって，インフォームド・コンセントに関する正しい知識は不可欠なものとなっています．

　刑事訴訟においては，医療事故に際して，医療従事者の刑事責任が問われる事例が増加しています．飯田英男，山口一誠著『刑事医療過誤』（判例タイムズ社，平成13年刊）および飯田英男著『刑事医療過誤Ⅱ[増補版]』（判例タイムズ社，平成19年刊）によると，刑事責任が問われた医師の人数は平成12年までは多くても年間5人まででしたが，その後増加し，平成15年には17人とそれまでの3倍以上となっています（図3）．平成11年の都立広尾病院消毒液誤注射事件以降，警察への医療事故届出件数も増加し，平成15年以降はだいたい年200件以上で推移しています（図4）．立件送致・送付数も年々増加し，平成16年以降は90件を超えています．医療事故に警察が介入することに対する医療従事者側の抵抗感は強く，現在，死因究明と再発防止を目的とした第三者機関である「医療安全調査委員会（仮称）」の設立が検討されています．

第1部　近年の医療訴訟にみられる傾向

Q 医師の行政処分はどうなっている？

A 医師が犯罪を犯した場合の制裁には，司法における刑事処分のほか，医師免許の取り消しや医業停止といった行政処分があります．行政処分の対象となるのは，業務上過失致死傷罪や殺人・傷害，わいせつ行為，診療報酬の不正請求などです．以前は刑事罰が確定した場合などだけが処分されていましたが，現在は，民事訴訟で過失が認められたケースもその対象とされています．

行政処分には免許取り消し，医業停止（最長3年），戒告の3種類があります．これらの行政処分を受けると医籍にその記録が残されます．また，厚生労働省のホームページ上の「医師等資格確認検索」で名前を入力すれば，行政処分の内容を調べることができるようになっています．

平成11〜20年度の医師の行政処分件数を表に示します．近年，処分件数は増加傾向にあります．平成18年度以降は60件以上となっており，増加傾向にあるのは，医療行為における「業務上過失致死傷罪」と「わいせつ」による処分です．「わいせつ」は免許取り消しになる例が多く，平成18年度は10件中3件，平成19年度は20件中5件が免許取り消しになっています．

表

区分	平成11年度	平成12年度	平成13年度	平成14年度	平成15年度	平成16年度	平成17年度	平成18年度	平成19年度	平成20年度
医師法違反	3		1	2	3		1	2	1	4
その他身分法違反	1	3	1		6		2	1	2	
薬事法違反										
麻薬取締法違反			1	2	1			1		
覚せい剤取締法違反	3	4		1	3 (1)			3	2	1
大麻取締法違反		2				1		1	1	
殺人及び傷害		1 (1)				2	2	3 (1)	5	2 (1)
業務上過失致死傷罪（交通）		2		1	3	2	2	4	7	7
業務上過失致死傷罪（医療）	2	1	4	8	7	6	7	19	13	6 (1)
わいせつ	3	5 (1)	2 (1)	12 (3)	4 (1)	5 (1)	1	10 (3)	20 (5)	7
贈収賄	1	6		1	6	2		3	2	2
詐欺・窃盗	3	7	5	4 (1)	4	2	4		2 (1)	6 (4)
文書偽造	1	1	1		1			3	3	4
所得税法等違反	1	4 (1)	4	1	3	1		4	2 (1)	2 (1)
診療報酬の不正請求	4	6	8	7	6	5	5	9	11	8
その他		6 (3)	2 (1)	5 (2)	7	9 (2)	2	6	7	11
合計	22	48 (6)	29 (2)	44 (6)	54 (2)	35 (3)	27	69 (4)	78 (7)	60 (7)

（注1）カッコ内は，免許取り消しの件数であり，内数．
（注2）処分の対象が複数の罪状である場合，主たるものに計上．
（注3）平成17年度までの数字は厚生労働省「医師等の行政処分のあり方等に関する検討会」資料より．平成18年度以降の数字は，厚生労働省医道審議会医道分科会の資料を基に日経メディカル Cadetto 編集部で作成．
（米田勝一ほか．医師と法律．日経メディカル Cadetto 2009年（No.3），p71．より一部改変のうえ転載）

第2部
外来編

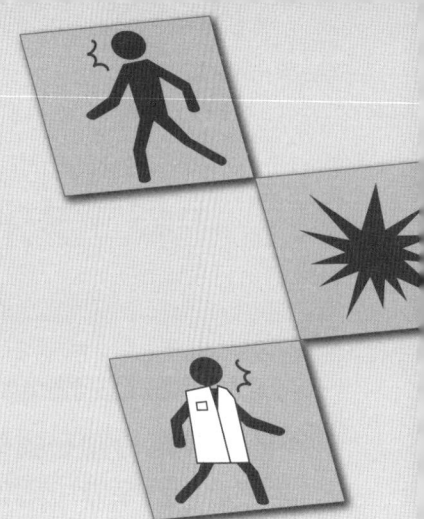

　本編では，外来診療が関係した民事訴訟事例を紹介していきます．経過は簡略化しているため，もっと詳しく知りたいと思われる箇所があることと思います．詳しく知りたいと思われる方は，それぞれの事例に出典を記載していますので，実際の判決文に当たってみられることをお勧めします．判決文の構成は，①主文（病院側は損害賠償として…万円支払え，もしくは，原告（多くは患者側）の訴えを棄却する），②原告の主張，③被告（多くは病院側）の主張，④裁判所の事実認定および判断，となっています．判決文は難しいと先入観を持っておられる方が多いのではないかと思いますが，一度読んでみると，意外と読みやすいと思われるのではないでしょうか．

　本書では，医師の診療上のクリティカルポイントを考えていくため，取り上げた事例は病院（医師）側が敗訴したものがほとんどとなっています．しかし，実際は病院（医師）側の敗訴率は約50％であり，訴訟に至ったら病院側が必ず負けるというわけではありません．本書のねらいは，あくまでも訴訟に至った過去の事例から学び，同じ過ちを繰り返さないことにあります．

第2部 外来編

1. 中枢・末梢神経疾患

> **! クリティカルポイント**
>
> 不眠や異常行動を認めた患者に対しては，発熱や頭痛の有無について必ず問診を．脳炎の可能性あり．

ケース 1-1 精神疾患を疑い精神科に紹介した患者が，実はヘルペス脳炎であり，重篤な後遺症を残した事例（名古屋地裁平成19年4月26日判決，判例時報2014号109ページ）

患　者　37歳，男性
経　過　平成11年4月23日ころ以降：38℃度程度の発熱あり．
　　　　4月25日ころ以降：重度の頭痛あり．
　　　　4月30日：A病院神経内科受診．
　　　　家族：診察票の「不眠」と記載された欄に丸をつける．発熱と頭痛は記載せず．
　　　　B医師：血圧測定（120/80 mmHg），眼瞼結膜の視診および胸部聴診を行う．
　　　　家族：B医師に対し，
　　　　　①眠れない様子である
　　　　　②仕事が忙しくストレスがたまっている
　　　　　③4月27日ころから，歯ブラシに石けんをつけたり，妻や子の服を出してきて10枚くらい重ねて着たり，束ねてある古新聞の束をほどいてしまうという行動がみられることを説明．
　　　　B医師：患者に質問しても，患者は何も答えず，そわそわしたり立ち上がろうとする．頭痛や発熱についての質問はなし．精神科疾患の疑いが強いと診断．紹介状を書いて，**家族**にわたす．
　　　　同日午後：C病院精神科を受診．
　　　　D医師：統合失調症，ヒステリー，うつ，急性器質疾患といった疾患の可能性があると判断し，インプロメン®（抗精神病薬）などを処方．5月1日の再診を指示する．
　　　　5月1日：C病院精神科受診し，D医師の診察を受ける．再度，インプロメン®などを処方される．
　　　　5月2日以降：食欲がなくなり，食事を摂取しなくなる．
　　　　5月4日：39.2℃の発熱あり．A病院神経内科再受診．
　　　　E医師：脳炎を疑い，入院とする．
　　　　入院後の診断はヘルペス脳炎．ゾビラックス®（抗ヘルペスウイルス薬）などで治療されたが，重篤な後遺症を残す．
家族側　A病院に対し，B医師の診察が不十分であったなどと提訴．

裁判所の判断
家族側の請求認容（**A病院**側敗訴）　損害賠償額約1億3,000万円
- B医師は受診当日および異常行動の現れた前後の時期における患者の発熱や頭痛などの症状の有無を問診し，そのうえで，鑑別に必要な検査を行うべきであった．
- 4月30日に抗ウイルス薬の投与が開始されていれば，重度の後遺症を残さなかった蓋然性が高かった．

＊＊＊

　この事例は，不眠や異常行動が主訴の患者に対する診療内容が問題となった事例です．家族による問診票の記載内容および家族からの病状説明内容は，十分に精神科疾患を疑わせるものと思われます．しかし，精神科に紹介する前に，まずは診察や検査により器質性疾患を除外する必要があったと判断されています．問診は簡単ですから，発熱や頭痛などの身体症状の有無について確認するとともに，脳腫瘍などの除外のために頭部CTなどの検査も必要だったと思われます（なお，ヘルペス脳炎の発病数日間は，CTで異常のみられないことが多いとされています）．問診を怠ったことにより病院側に責任が認められていますが，その損害賠償額は1億円を超える高額なものとなっています．これは，労働能力を100％失ったことに対する逸失利益とともに，介護費用なども認められているためです．

　ヘルペス脳炎の疑いを持つ必要があるのは，発熱，髄膜刺激症状，脳症状（幻覚，妄想，異常行動などの精神症状，意識混濁，けいれんなど）などが現れたときです．発熱や髄膜刺激症状を伴わず，脳症状で始まる例も約15％存在します．この時期に集中的な検査と綿密な経過観察を行い，一日でも早く確定診断を下せるように努力する必要があります．髄液での単純ヘルペスウイルスDNAをPCR法で証明することが脳炎発症の初期診断として価値が高いとされています．ヘルペス脳炎は早期に抗ヘルペスウイルス薬投与を行えば，生命予後は著しく改善し，後遺症の頻度も程度も低下します．また，ウイルス性脳炎のなかでヘルペス脳炎がもっとも頻度が高く，治療開始が遅れると死亡率，後遺症の頻度が高くなる一方，治療薬の副作用は少ないことが知られています．ですから，確定診断がつく前でも，ヘルペス脳炎を疑った時点で，ただちに抗ヘルペスウイルス薬投与に踏み切りましょう．治療としては，①早期の抗ヘルペスウイルス薬の投与，②脳浮腫対策，③抗けいれん薬投与であり，また，④意識障害に対する一般的処置も必要となります．

　この事例では，遺族側は入院後の治療が不適切であったとも訴えています．ゾビラックス®が7日間投与されましたが，裁判所は，検査値は改善せず，症状が治まっていなかったので，ゾビラックス®を7日間で中止とせず，投与期間を延長すべきであったと判断しています．しかし，ゾビラックス®の投与開始が発症から少なくとも1週間経過していたこと，5月10日の投薬中止の時点で，記憶障害が著明で少なくとも傾眠といった意識障害もみられ，CT検査の画像上も脳の病変がかなり進行していたことなどから，投薬期間が短かったことと患者の後遺症との間に因果関係はないと判断されています．

　診断は，疑いを持たないことにはつけられません．この事例は，もっともありそうな疾患とともに，鑑別診断をあげることの重要性を示した事例ともいえるでしょう．異常行動とともに発熱や頭痛を認める患者には，脳炎の可能性があります．異常行動を認める患者については，発熱や頭痛の有無についても必ず問診をするようにしましょう．

ヘルペス脳炎

原因
単純ヘルペスウイルス1型（HSV-1）あるいは2型（HSV-2）による脳炎である．新生児の場合はHSVの初感染に伴って発症することが多いのに比して，年長児や成人の場合はそのほとんどが再活性化による．

症状
新生児ヘルペスの臨床症状は皮疹以外は非特異的で発熱，哺乳力低下，活気がないなどの症状から始まり，けいれん，肝機能異常，呼吸障害，出血傾向が認められるようになる．皮疹がない場合も多く，上記にあげる非特異的な症状をみた場合，いかに早く新生児ヘルペスを疑って治療を開始するかが予後を大きく左右する．

年長児・成人のヘルペス脳炎はHSV-1の再活性化によるものが多く，HSV-2は主に脊髄炎や髄膜炎の形をとることが多い．急性期の症状としては，発熱，頭痛，嘔吐，髄膜刺激症状，意識障害，けいれんなど多彩で，発熱と不随意運動のみという症例もある．中枢神経症状を認める患者をみた場合にはまずヘルペス脳炎を念頭に置いて，迅速診断・早期治療を心がける必要がある．

治療
以下の薬剤の投与等を行う．
① 抗ヘルペスウイルス薬：アシクロビル（ゾビラックス®）あるいはビダラビン（アラセナ®-A）
② 全身管理：気道確保，水分電解質管理，体温管理など
③ 抗けいれん薬：ジアゼパム（セルシン®），フェノバルビタール（フェノバール®）など
④ 抗浮腫薬：グリセリン（グリセオール®）など

予後
抗ヘルペスウイルス薬の開発により致命率は減少したものの，後遺症を残す症例も多く，いまだ重篤な疾患の一つである．

(!) クリティカルポイント

発熱，頭痛，吐き気を訴える場合，必ず脳炎や髄膜炎などを疑い，項部硬直などの髄膜刺激症状の確認を．

ケース1-2 感冒と診断し治療した患者が，実はヘルペス脳炎であり，重度の後遺症を残した事例（大阪高裁平成9年9月19日判決，判例時報1630号66ページ）

患者 49歳，女性
経過 昭和61年
2月27日：頭痛，吐き気，発熱を訴え，**A医院**（一般開業医）を受診．
担当医師：インフルエンザ様感冒と診断し，ペレックス®（総合感冒薬），インドメタシン（鎮痛・解熱薬）を投与し，帰宅させる．症状は持続，激しい嘔吐も出現．
3月3日：**A医院**を受診．上記投薬継続．その後も症状が持続．

> 3月4日：A医院を再診．発熱，頭痛，嘔吐が継続し，軽い意識障害も出現．関節痛や筋肉痛，腰痛などの訴えはなし．
> 同日夜：寝付かれない状態でうわ言をいう．
> その後，別のB病院を受診．項部硬直（+），ヘルペス脳炎と診断され，治療を受ける．体幹機能障害（坐位不能）の後遺症を残し，平成3年4月に禁治産宣告を受け，その後死亡．
>
> **遺族側** A医院担当医師は，症状から脳炎を疑い，これに対処すべきであったと提訴．
>
> **裁判所の判断**
> 遺族側請求認容（A医院側敗訴）損害賠償額約1億円
> ・A医院担当医師は遅くとも3月4日にはヘルペス脳炎などの脳の疾患を疑い，項部硬直などの検査をし，その疑いの判断をすべきであった．
> ・早期に高次の医療機関に転送していれば，後遺症は軽くなっていた可能性あった．

* * *

　この事例では，2月27日以降の投薬にもかかわらず症状の改善がみられないばかりか，インフルエンザ様感冒に随伴しやすい関節痛，筋肉痛，腰痛などの訴えがなく，頭痛，高熱に加えて，激しい嘔吐などの症状や，軽度ではあるにしても，脳症状の一部とも考えられるような意識障害も出現していたため，遅くとも3月4日の時点で，ヘルペス脳炎などの脳の疾患や髄膜炎などを疑い，一般開業医でも容易に実施できる項部硬直（仰臥位で他動的に患者の頭頸部を前屈させたとき，明らかな抵抗や疼痛があり，十分に屈曲できない状態）やケルニッヒ徴候（仰臥位で患者の下肢を伸ばしたまま他動的に上に上げると，痛みのため顔をしかめ，反射的に下肢が膝関節で屈曲する現象）などの検査を行うべきであったと判断されています．特にヘルペス脳炎の場合，治療開始の時期が後遺症の程度に影響します．できるだけ早期に（疑いを持った時点で），抗ヘルペスウイルス薬を投与する必要があります．投与時期が半日でも1日でも早ければ早いほど，後遺症が少なくなるとされています．発熱，頭痛，嘔吐を訴える患者の場合，脳炎などの診断が遅れないよう，項部硬直などの髄膜刺激症状の有無をチェックし，髄膜刺激症状が認められれば，治療に適した高次の医療機関に転送しましょう．

表1　主として1型単純ヘルペス（HSV-1）による単純ヘルペス脳炎の症状・徴候（成人）

I　急性脳炎
1. 発症年齢
　各年齢でみられるが，50～60歳に一つのピークを認める．
2. 随伴するヘルペス症状
　成人の，主としてHSV-1による単純ヘルペス脳炎では，角・結膜炎，口唇ヘルペス，カポジ水痘様発疹症，ヘルペス性ひょう疽などの症状の先行は少なく，また，それらとの関連性は必ずしも明らかでない．2型の単純ヘルペスウイルス（HSV）による髄膜炎では性器ヘルペス（初発ないし回帰感染）を認めることがある．
3. 炎症症状
　頭痛（高頻度），発熱（高頻度），倦怠感
4. 神経所見
　(1) 髄膜刺激症候（頭痛，悪心・嘔吐，項部硬直，ケルニッヒ徴候）（高頻度）
　(2) 急性意識障害（覚醒度の低下，幻覚・妄想，錯乱などの意識の変容）（高頻度）：亜急性の人格変化や見当識障害で発症するものもある．
　(3) けいれん（中～高頻度）
　(4) 局在徴候（低～中頻度）：失語症，聴覚失認や幻聴などの聴覚障害，味覚障害，嗅覚障害，記銘障害，運動麻痺，視野障害，異常行動など

(5) 不随意運動：ミオクローヌス（低頻度）
　　(6) その他の症状（まれ）：自律神経障害，脳神経麻痺，SIADH など

Ⅱ 参考
1. 脳炎以外の神経系への侵襲
髄膜炎，再発性髄膜炎（モラレ髄膜炎），脊髄炎，その他（ベル麻痺，急性散在性脳脊髄炎，ギラン・バレー症候群）
2. 軽症ないしは非典型例
慢性，遷延性，再発性，脳幹脳炎型
軽症ないしは非典型例は PCR 診断では 15～20％程度みられる．
3. その他
以前は診断に至らなかった軽症例や非典型例が PCR 法で診断可能となり，重症度は軽い傾向にある．免疫不全状態では時に炎症症状に乏しく痴呆，記銘障害などの高次脳機能障害が前景に立つこともある．

（日本神経感染症学会編『ヘルペス脳炎　診療ガイドラインに基づく診断基準と治療指針』（中山書店，平成19年刊）より引用，一部改変）

表2　主として1型単純ヘルペス（HSV-1）による単純ヘルペス脳炎の診断基準（成人）

1. 急性（時に亜急性）脳炎を示唆する症状・症候を呈する［症状の項（表1）を参照］．
2. 神経学的検査所見
　(1) 神経放射線学的所見にて側頭葉，前頭葉（主として，側頭葉内側面，前頭葉眼窩，島回皮質，角回を中心として）などに病巣を検出する．
　　A. 頭部コンピュータ断層撮影（CT）
　　B. 頭部磁気共鳴画像（MRI）
　(2) 脳波：ほぼ全例で異常を認める．局在性の異常は多くの症例でみられるが，比較的特徴とされる周期性一側てんかん型放電（PLEDs）は約30％の症例で認めるにすぎない．
　(3) 髄液：通常，髄液圧の上昇，リンパ球優位の細胞増多，蛋白の上昇を示す．糖濃度は正常であることが多い．また，赤血球やキサントクロミーを認める場合もある．
3. ウイルス学的検査所見（確定診断）
　(1) 髄液を用いた polymerase chain reaction（PCR）法で HSV-DNA が検出されること．ただし陰性であっても診断を否定するものではない．とくに，治療開始後は陰性化する可能性が高いので，治療前の髄液の検査を行うことが望ましい．
　(2) 単純ヘルペスウイルス（HSV）抗体測定による検討
　　髄液 HSV 抗体価の経時的かつ有意な上昇[*1]，または，髄腔内抗体産生を示唆する所見[*2]がみられること．
　(3) 髄液からのウイルス分離はまれである．

上記の 1., 2. から単純ヘルペス脳炎を疑う症例を"疑い例"，3. のウイルス学的に確定診断された症例を"確定例"とする．

注釈
[*1] 判定にあたっては，抗体測定方法と測定結果表示法に留意する．CF，NT などでの2段階希釈法による表示抗体価の2管以上の上昇を有意の上昇とする．ELISA（EIA）での吸光度測定結果の直接表示，ELISA（EIA）での吸光度測定結果の任意的単位による表示では，有意差の判定，髄腔内抗体産生の判定には慎重を要する．
[*2] 血清/髄液抗体比≦20 または
抗体価指数＝髄液抗体/血清抗体÷髄液アルブミン/血清アルブミン≧2 ただし，血清と髄液の抗体価は同一の方法で検査しなくてはならない．

（日本神経感染症学会編『ヘルペス脳炎　診療ガイドラインに基づく診断基準と治療指針』（中山書店，平成19年刊）より引用）

表3　主として1型単純ヘルペス（HSV-1）による単純ヘルペス脳炎の治療指針（成人）

1. 一般療法：気道の確保，栄養維持，二次感染の予防
2. 抗ヘルペスウイルス薬の早期投与
　(1) 単純ヘルペス脳炎"疑い例"の段階で抗ウイルス療法を開始する[*1]．
　　アシクロビル（ゾビラックス®）10 mg/kg，1日3回1時間以上かけて点滴静注，14日間[*2]．
　　（重症例ではアシクロビル 20 mg/kg が使用されることもある[*3]．）
　　遷延・再発例には1クール追加する．
　(2) アシクロビル不応例にはビダラビン（アラセナ®-A）の使用が勧められる．
　　ビダラビン 15 mg/kg，1日1回点滴静注，10～14日間．
　　単純ヘルペス脳炎が否定された段階で抗ヘルペスウイルス療法を中止する．

3. けいれん発作，脳浮腫の治療
    (1) けいれん発作にはジアゼパム（セルシン®），フェノバルビタール（フェノバール®），フェニトイン（アレビアチン®）の静注・筋注を行う．
    (2) けいれん重積には呼吸管理下でミダゾラム（ドルミカム®），ペントバルビタール（ネンブタール®）などの持続点滴を行う．
    (3) 脳浮腫に対してはグリセリン（グリセロール®），マンニトール（マンニゲン®）の点滴静注を行う．
4. その他
    脳幹脳炎，脊髄炎に対しては，抗ヘルペスウイルス薬に加えてステロイドの併用を考慮する．

注釈
*1 "疑い例"の段階で治療を始めた場合でも，診断確定のための検査を怠ってはならない．
*2 アシクロビルの投与にあたっては，ショック，皮膚粘膜眼症候群，アナフィラキシー様症状，DIC，汎血球減少症，意識障害や痙攣，錯乱などの脳症，急性腎不全などの副作用に注意する必要がある．
*3 アシクロビルの1日薬用量を超えるため，インフォーム・ドコンセントに留意し，家族・患者の同意を得られたときに増量する．

（日本神経感染症学会編『ヘルペス脳炎 診療ガイドラインに基づく診断基準と治療指針』（中山書店，平成19年刊）より引用，一部改変）

> **! クリティカルポイント**
>
> 発熱・嘔吐に対して治療効果がみられないときには，すぐに専門病院に転送を．脳炎や脳症，髄膜炎などの可能性あり．

ケース 1-3　発熱，嘔吐を訴えた小学生の，総合医療機関への転送時期が問題となった事例（最高裁平成15年11月11日判決，裁判所ホームページ判例検索）

患　児　小学6年生
経　過　昭和63年9月27日ころ：発熱（＋）．
9月28日：学校を欠席．
9月29日午前：1人でA医院（個人病院，入院なし）を受診．前日から軽い腹痛あり，前日の夜には頭痛と発熱があったこと，当日も頭痛と前頸部痛があることを訴える．
担当医師：サマセフ®（抗菌薬），E・A・C®（総合感冒薬），アセトアミノフェン（鎮痛・解熱薬）を処方．
9月30日午後7時ころ：処方薬を指示通り服用したが，症状改善しなかったため，A医院を再診．39℃の発熱，扁桃腺の腫大，発赤を認め，サマセフ®，E・A・C®を2倍とし，10月3日に来院するよう指示．
10月2日午後8時ころ：腹痛，嘔吐出現．
10月3日午前8時30分：A医院を受診．急性胃腸炎，脱水症などと診断し，午後1時ころまで約4時間にわたり点滴実施．点滴開始後も嘔吐（＋）．嘔吐が続くようであれば，午後も受診するよう指示し，帰宅させる．嘔吐は持続．
同日午後4時ころ：A医院で診察を受け，8時半ころまでの約4時間，点滴を受ける．点滴開始後も嘔吐は治まらず．点滴の容器が1本目であるのに2本目であると発言したり，点滴を外すように強い口調で求める．母親は患児の言動に不安を覚え，看護師を通じて，医師の診察を求める．その後，いったん嘔吐は治まり，午後9時ころ帰院．
同日夜：嘔吐が続き，呼びかけにも返答しなくなる．
10月4日午前9時ころ：A医院受診．意識が混濁した状態．呼びかけにも返答なし．

> 担当医師：B総合病院への紹介状を母親に交付．母親の知人の車でB総合病院に行き，受付でしばらく待たされた後，午前11時に入院の措置がとられる．
> 原因不明の急性脳症と診断され治療を受けたが，後遺症のため日常生活全般にわたり常時介護を要する状態となる．
>
> **患児側** A医院担当医師の診療に問題があったと提訴．
>
> **原審（大阪高裁）の判断**
> A医院担当医師の診療終了時は嘔吐がいったん治まっていたことから，この時点までに急性脳症の発症を疑って，患児を総合医療機関に転送すべき義務はなかったなどとして，患児側の請求を棄却．
>
> **患児側** 判決を不服として，上告．
>
> **最高裁の判断**
> 原審に差し戻し（差し戻し審で損害賠償額約300万円）
> ・A医院担当医師は，10月3日午後4時以降の点滴により嘔吐が治まらず，患児の母親から診察を求められた時点で，A医院では適切に対処することができない急性脳症などを含む何らかの重大で緊急性のある病気にかかっている可能性が高いことを認識し，適切な医療機関へ転送すべきであった．

* * *

　一般内科医にとって，どこまでを自分がみて，どこからを専門医に依頼するかを正しく判断することは，きわめて重要なことです．この事例では，総合病院への転送が実際よりも早く（遅くとも実際に転送した日の前日午後に）行われていれば，患児に重大な後遺症が残らなかった可能性があったと判断されました．当初，急性胃腸炎と考えられて治療が行われていますが，治療を行っても症状が改善せず，むしろ，悪化しています．この時点で，単なる急性胃腸炎ではなく，脳炎や脳症，髄膜炎などの可能性も考える必要があったと判断され，半日の転送の遅れが患児に重大な後遺症を残すことになったと判断されています．

　なお，この事例では，担当医師は転送の判断が遅れただけでなく，転送する際に，患者が意識障害を呈しているのにもかかわらず，救急車を手配せず，また，紹介先病院医師に対し紹介状を用意しただけで，電話連絡などを行うなどしていなかったようです．そのため，患児は病院受付でしばらく待たされた後，入院となっています．このことは過失とまでは判断されていませんが，患児側の心証を悪くしたものと思われます．

急性脳症

定 義
　急性脳炎に似ているが，脳に炎症の所見を欠くときに診断される疾患．著明な脳浮腫を伴うことが多い．

臨床症状
　頑固な嘔吐，意識障害，肢位の異常（除脳硬直肢位，除皮質硬直肢位）など．意識障害を必ず伴う．意識障害の程度は軽い混迷から深昏睡まで種々のものがあるが，特にTVサインと呼ばれる周囲に無関心な状態や攻撃的な状態を見逃さないことが早期発見につながるとされる．しばしば先行疾患を伴う．

治療

呼吸・循環の維持と体液バランスの補正を主とした支持療法が主体．脳浮腫があるため，頭蓋内圧降下療法を行う．

予後

予後は極めて不良であり，昭和51年の統計では，死亡率は36％で，生存した場合でも生存者中の63％に中枢神経後遺症が残存，昭和62年の統計では，完全回復は22％で，78％は死亡もしくは神経障害が残ったとされている．予後の良否は，脳浮腫の治療が早期にかつ適切になされるか否かにかかっている．

! クリティカルポイント

頭部打撲の患者に対しては，患者の受傷時刻，受傷状況，受傷時の意識状態，その後の意識状態の変化などについて詳しく問診するとともに，帰宅させる場合には，患者とその家族に硬膜下血腫などの発症の危険性やそのメルクマールとなる症状について，具体的に説明を．

ケース1-4 酔って自宅の階段から転落した患者が，救急外来を受診し帰宅した後，硬膜下血腫などにより死亡した事例（神戸地裁明石支部平成2年10月8日判決，判例時報1394号128ページ）

患者 60歳，男性

経過 昭和60年12月23日午後9時20分：晩酌しながら夕食をとった後，2階寝室に行こうとして階段を上がりかけたところ，転落して，ごろごろと数段転げ落ち，1階玄関口付近の石の床にドンと音をたてて頭部を打ち，動かなくなる．救急車にて，**A病院**（CT撮影装置なし）に搬送．

午後9時55分：**B医師**（腹部内臓外科医）：家族の経過説明を聞いたが，患者の呼気から酩酊状態にあると判断．全身状態のほか，頭部触診，脈拍および瞳孔を数分間診察．患者本人や家族には特に質問せず．後頭部に顕著な外傷・腫脹なく，患者は終始漫然と発語．対光反射などにも異常なし．X線検査や入院による経過観察の必要なしと判断し，家族に対し，大丈夫だから連れて帰って，寝させておいたら治ると説明．

午後10時ころ：家族の運転する車に乗って帰宅し，寝る．

翌24日午前0時ころ：嘔吐（＋）．後頭部の激しい頭痛を訴える．

午前2時ころ：いびきをかき，呼んでも応答のない状態となる．家族は寝込んだものと考え，そのまま就眠．

午前10時ころ：いびきをかき，昏睡，尿失禁（＋）．別の**C病院**に救急搬送．CTにて，多発性脳挫傷，硬膜下血腫．緊急開頭手術を受ける．

手術後：いわゆる植物状態．

昭和61年9月23日：肺炎にて死亡．

遺族側 A病院B医師の診療に過失があったなどと提訴．

裁判所の判断

遺族側の請求認容（**A病院**側敗訴）損害賠償額約2,200万円

・B医師は，脳損傷の診断のために，現症状を診察するだけでなく，患者の年齢，既往歴，受傷時

刻,受傷状況,受傷時の意識状態およびその後の意識状態の変化,他の諸症状の有無変化などについて,問診を尽くすべきであった.
・B医師は,脳損傷による意識障害を酩酊状態と認識することのないよう,患者または家族から患者の飲酒量,飲酒時刻,摂取した酒類などの事情も十分に問診すべきであった.
・B医師は,患者および家族に対して,十分な経過観察を尽くし,病態の変化に適切に対応できるように,発症の危険が想定される疾病,その発症のメルクマールとなる症状ないし病態の変化,その場合に,患者および家族が取るべき措置の内容,とりわけ一刻も早く十分な診療能力を持つ病院へ搬送すべきことを具体的に説明すべきであった.

* * *

　今回は,問診の内容と患者やその家族への説明が問題となった頭部打撲の事例です.裁判所は酩酊者が転倒した場合には,非酩酊者のように頭部を反射的に保護する行動をとりにくいために,脳損傷の危険が高いと考えられること,頭部外傷および骨折を伴わない脳損傷が存在すること,脳損傷,たとえば硬膜下血腫では,急性のみならず亜急性のものもあり,その症状(嘔吐,頭痛,意識障害,瞳孔異常など)が必ずしも当初から発現するものではないことなどを指摘し,脳損傷の有無を判断するためには,受傷当初の一時期における症状を診察するだけでは十分ではないと述べています.もっとも,その後の経過観察は入院措置を講じたうえで行われなければならないものではなく,適切な説明を行ったうえで,自宅での患者自身または家族による観察に委ねても構わない場合もあると示されています.ここで問題となるのは,患者を帰宅させる際に,どのように説明すべきかということです.この事例では,何か変わったことがあれば,すぐに連れていらっしゃいと告げたと思うとの供述が担当医師からなされています.しかし,この言葉は,何ら具体的ではなく,不十分という判断がなされています.事実,この事例では,帰宅後,嘔吐や頭痛といった脳損傷を疑わせる重要な症状を,家族は医学的知識に乏しく,また,この点について医師から説明を受けなかったため見逃し,そのまま翌朝まで病院を受診しないという事態に至っています.裁判所は,具体的に担当医師は,①脳損傷の可能性が残るので,今後患者の容態の変化を観察すべきこと,②嘔吐または頭痛が生じた場合,ただちに病院に連絡するか,または,その程度が激しい場合,脳損傷の診療能力を有する救急病院に即時搬送すべきこと,について説明すべきであったと述べています.
　「何か変わったことがあれば,連絡してください」などといった言葉は,日常の外来診療や入院患者の退院時に何気なく使われていると思います.しかし,患者やその家族は具体的な指示がないと,適切に行動できないことが往々にあります.患者側に対して,「何か変わったことがあれば」という言葉を使わず,注意すべき症状や,その症状が出たときの対応方法を具体的に指示するようにしましょう.この一言が,もしものときの患者の状態の悪化を防ぎます.

1. 中枢・末梢神経疾患

> **⚠ クリティカルポイント**
>
> 症状がくも膜下出血を強く疑わせる場合，頭部 CT の所見に異常がないと思っても，必ず脳神経外科医に相談を．

ケース 1-5 頭痛，嘔吐を訴え頭部 CT では異常がないと判断された患者が，帰宅後くも膜下出血により死亡した事例（名古屋高裁平成 14 年 10 月 31 日判決，裁判所ホームページ判例検索）

患者 52 歳，男性

経過 平成 7 年 4 月 20 日午後 9 時 30 分ころ：激しい頭痛，悪心および嘔吐を訴えて，A 病院を受診．

・B 医師（一般内科医）：血液検査：白血球数 10,200，CRP 0.6 mg/dL．頭部 CT 検査：異常を認めず．セデス®G（鎮痛・解熱薬．著者注：腎障害などの副作用のため，平成 13 年製造中止）を内服させ様子をみたところ症状軽快．セデス®G を処方し，翌日内科を受診することを勧めて，帰宅させる．

4 月 21 日：A 病院内科を再診．

・C 医師（一般内科医）：昨夜撮影された頭部 CT 写真を確認し，異常を認めず．症状は持続，項部硬直が弱陽性であり，神経内科の D 医師に引き継ぐ．

・D 医師（神経内科医）：頭部 CT 写真を確認．脳溝が同年代の人に比べると狭いとの印象を持ち，全体的に浮腫状と評価．項部硬直は疑いがある程度，ケルニッヒ徴候は陰性．髄膜炎などを考え，腰椎穿刺による髄液検査を勧めたが，患者は拒否．緊張性頭痛をもっとも疑い，セルシン®（抗不安薬）を筋注し，ミオナール®（筋弛緩薬），セデス®G などを 5 日分処方し，帰宅させる．

4 月 22 日午前 9 時：頭痛と吐き気のため，救急車で A 病院に搬送されたが，くも膜下出血のため死亡．

遺族側 A 病院の医師らは，くも膜下出血の確定診断を下すべきであったと提訴．

4 月 20 日撮影の頭部 CT 写真の鑑定

脳底槽やシルビウス裂，迂回槽がいずれも白色ないし灰色の高ないし等吸収域．くも膜下出血の疑いあり．

裁判所の判断

遺族側請求認容（A 病院側敗訴）損害賠償額約 4,900 万円

・担当医師ら（B，C および D 医師）は，CT 写真から出血を読み取ることが困難であっても，患者の臨床症状からはくも膜下出血が疑われる典型的な症状が認められることから，脳神経外科医にただちに相談すべきであった．

* * *

　患者が頭痛を訴える場合には，くも膜下出血以外にも，片頭痛や群発性頭痛，緑内障，髄膜炎などさまざまな疾患が鑑別にあげられます．今回は，頭痛の原因がくも膜下出血の患者でした．くも膜下出血は外傷性と非外傷性（特発性）とに大別され，非外傷性の多くは脳動脈瘤破裂によります．50 歳代を中心として 40～60 歳代に好発します．40 歳代までは男性に多く，それ以後は女性に多い傾向があります．

この事例の場合，担当医師らは，CT写真は異常なしと判断しましたが，頭部CT写真の鑑定にあたった4人の脳神経外科医は，いずれも脳底槽やシルビウス裂，迂回槽がいずれも白色ないし灰色の高ないし等吸収域となっていると判断し，くも膜下出血の疑いがあると診断しました．うち1人は，脳外科医であれば経験が比較的豊富でない医師でも異常を判断できる程度のものと述べています．裁判所は一般内科医であるB，C各医師に対しては，くも膜下出血が専門的診断分野ではないため，CT写真から出血を読み取ることは困難であったことから，くも膜下出血であるとの確定診断に達しなかったこと自体は，やむをえなかったと判断しています．一方，神経内科医のD医師に関しては，CT写真を読影し，脳が浮腫状であると認めたのであるから，髄膜炎，脳梗塞などのほか，くも膜下出血も考えられるのであるから，否定すべき根拠もないのに，くも膜下出血を十分に念頭において診察，治療にあたらなかったことには問題があったと述べています．

くも膜下出血の頭部CT写真は，脳底槽やシルビウス裂などに明らかな高信号域がみられるような典型的なものばかりではないので注意が必要です．少量のくも膜下出血では，明らかな高信号域を呈さないことがあり，このような場合，正常の脳槽・脳溝構造が確認できるかどうかが重要であると指摘されています．脳槽・脳溝構造が確認できない場合は，くも膜下出血の可能性を考える必要があります．少量のくも膜下出血の頭部CT像を一度書物などで確認しておくとよいでしょう（中川原譲二ほか編『見て診て学ぶ脳卒中の画像診断—画像診断法の基礎から応用まで—』（永井書店，平成20年刊），峰松一夫編『脳卒中診療のコツと落とし穴』（中山書店，平成15年刊）など）．くも膜下出血は重篤な疾患であり，放置すれば死亡する危険があり，早期に手術をする必要性が高いものです．患者がくも膜下出血の典型的な症状を呈している場合には，たとえ頭部CT写真に異常はないと判断したとしても，専門医である脳神経外科医にただちに相談しましょう．

表4 くも膜下出血を見逃さないための問診のポイント

1. どのような症状で発症したか
   → 多くは頭痛で発症し嘔吐を伴うが，麻痺などの脳の局所症状を伴わない．
2. 頭痛の起こり方
   → 何時何分何秒とわかるほど当然発症することが多い．
3. 頭痛の強さ
   → 今まで経験したことのないような激しい痛みのことが多い．
4. 頭痛の持続時間
   → 受診まで経過で頭痛がまったくない時間帯があったか：片頭痛などの場合には間欠期にはまったくないか軽い程度のことがあるが，くも膜下出血の場合には，基本的には最初がもっとも強く，その後少しは軽快するが，痛みが消失する時間帯がなく持続する．
5. 意識障害の有無と持続時間，呼吸障害の有無と持続時間など．
※診察時の患者の動作にも注意を
   → 多くの場合，痛みのため動作が緩慢となており，頭を動かしたがらない．

（峰松一夫編『脳卒中診療のコツと落とし穴』（中山書店，平成15年刊）より引用，一部改変）

表5 軽症・亜急性期くも膜下出血診断の要点

診断を誤る可能性のある軽症や亜急性期の頭部CT診断の要点
1. シルビウス裂の病出の有無，左右差
2. 脳底槽の病出の有無
3. 脳表の高位にのみ血腫が残存している可能性があるため，スキャン幅とその範囲も要注意
4. 脳室内の血腫ニボーの形成
5. CTでは診断できない場合もある（このような場合，MRIが診断に有用な場合あり）

（峰松一夫編『脳卒中診療のコツと落とし穴』（中山書店，平成15年刊）より引用，一部改変）

1．中枢・末梢神経疾患

> **⚠ クリティカルポイント**
>
> 当直時間帯に緊急手術の可能性の高い患者を紹介するときは，紹介先病院に連絡し，緊急手術の準備態勢についても依頼するように．

ケース 1-6 当直時間帯に頭蓋内出血が疑われた患児を脳外科へ紹介した際の，紹介内容などが問題とされた事例（大阪高裁平成8年9月10日判決，判例タイムズ937号220ページ）

患　児　A（6カ月，男児）
経　過　昭和61年4月26日（土曜日）午前11時20分ころ
　Aの母：Aを抱いて，**B医院**（開業医，内科・小児科などを標榜）を受診．「外出して帰ってきたら，Aがベッドから落ちて泣いていた．泣き止まないから診てほしい」と訴える．
　担当医師：Aがベッドから落ちた状況やベッドの周辺の状況を尋ねる．
　Aの母：「外出していたので，落ちた状況はわからない．ベッドの高さは40cmくらいで，ベッドの下は畳で，畳の上に固いものは置いていなかった」．
　A：診察時，泣いて暴れる．
　担当医師：Aを診察，手足や瞳孔などに，特に異常所見なし．頭部および胸部のX線撮影．骨折などの異常所見を認めず．「後から脳内に出血してくることがある．その場合には，嘔吐，頭痛，意識障害，発熱，けいれんなどの異常な変化が起きるから，・・・，少しでも変化があれば，電話をするなり連れてくるように」と指示し，帰宅させる．
午後3時30分ころ
　Aの祖父：Aの左足が股関節からくの字状に曲がり，顔色不良であることに気づく．
　Aの母：B医院に連絡し，B医院を受診．
　A：顔面蒼白，呼吸は荒く，意識はない状態．左足は異常に外側に開く．右後頭部に腫脹あり．
　担当医師：頭蓋内出血を疑い，緊急に開頭手術を行うべきと考え，**C病院**（24時間体制の救急病院，脳外科を主たる標榜科目とする）に，「右後頭部が腫れて左足が麻痺している患者がいるので，受け入れてほしい」旨の電話連絡をする．**C病院側**，承諾．診療情報提供書には，紹介目的として精密検査を掲げる．
午後5時15分ころ
　AおよびAの母ら：C病院に到着．
　C病院側：土曜日午後の通常の時間外の患者として受け付ける．Aら，しばらく待合室で待たされる．**D医師**（心臓血管外科専門）がAを診察し，次いで，**E医師**（脳外科，非常勤医師）が診察．X線検査，CT検査などにより，開頭血腫除去術が必要と診断される．手術のため，**C病院院長**（脳外科）に連絡がとられる．
午後9時15分ころ：手術開始．
　その後，別の**F病院**小児科に転院し，治療を受けたが，左片麻痺，発育遅延，発語障害などの重大な後遺症を残す．
患児側　B医院に対し，①初診時の診療に過失があった，②C病院に紹介する際，開頭手術が必要であることを明確に告げるべきであったなどと提訴．

裁判所の判断

患児側請求認容（B医院側敗訴）損害賠償額約800万円

- B医院初診時に撮影されたX線写真では，離開骨折と診断するのは不可能であることなどから，B医院担当医師初診時の診療に過失はない．
- 再診時は土曜日の午後という時間帯であり，24時間体制の救急病院でありかつ脳外科を主たる標榜科目としている病院であっても，常に緊急に開頭手術などの脳外科的治療を行える態勢がとられているとは限らないから，B医院担当医師はC病院に対し，Aが緊急の開頭手術を要する可能性が高い救急患者であることを確実に告知し，その準備態勢についても重々の依頼をすべきであった．
- B医院担当医師がC病院に対し，Aが緊急の開頭手術を要する可能性が高い救急患者であることが告知されていれば，より早期に手術が開始され，Aの後遺症がより軽度のものにとどまった蓋然性があった．

＊　＊　＊

　今回は，当直時間帯に緊急手術が必要と思われる患児を他院へ紹介した際の，紹介内容などが問題とされた事例です．B医院担当医師から紹介先のC病院に紹介する際，電話連絡がなされていますが，緊急手術を要する可能性が高いことが伝えられなかったことから，通常の時間外の患者として受け付けられてしまい，C病院到着後約4時間たってようやく手術が開始されるという事態になってしまいました．より早期に手術が開始されていれば，後遺症はより軽度のものにとどまった蓋然性があると判断され，B医院担当医師の紹介内容に過失があったと判断されています．この事例は，紹介内容が直接争点として取りあげられている点で，私たち医師にとって大きな意味のあるものと思われます．

　一般外来では，この事例のように，緊急手術が必要と思われる患者を他院に紹介するというような場面があるでしょう．特に休日や夜間などの当直時間帯は，裁判所も指摘するように，24時間体制の救急病院であっても，重症患者の受け入れ態勢が不十分な場合はあると思われます．緊急手術を要する可能性が高い救急患者を紹介する場合には，紹介先の病院に対し，患者が緊急手術を要する可能性が高い救急患者であることを確実に伝え，その準備態勢についても必ず依頼するようにしましょう．緊急手術の可能性が高いことを紹介先に伝えることは，紹介先の病院にとっても，事前に準備できるという点で非常に重要な情報でしょう．この事例のように，時間が経過してからの手術は，患者の状態がより悪い状況になり，手術がより難しくなることが考えられます．そして，手術開始時間の遅れにより，重い後遺症が残るようなことは，患者はもちろん医療従事者にとっても残念なことです．

1. 中枢・末梢神経疾患

> **！クリティカルポイント**
>
> 肘部からの採血が難しい場合，すぐに手首の血管を探すのではなく，手の把握運動や前腕の加温などを行って，できるだけ肘部からの採血を試みるように．

ケース 1-7　手首からの採血時に橈骨神経損傷を生じた事例 （福岡地裁小倉支部平成14年7月9日判決，裁判所ホームページ判例検索）

患　者　42歳，男性，美容師
経　過　平成10年11月：人間ドックのため **A 病院**に入院．
　　　　　B 臨床検査技師：採血の際，左肘部に採血可能な静脈が見当たらなかったため，左手首橈側の静脈から採血を行う．刺入の際，痛みの訴えがあったが，Bはその訴えを特別のものとは認識せずに採血を続行．
　　　　　採血後，手首から指先までしびれるなどしたため，別の **C 整形外科**受診．採血用の注射針による左橈骨神経知覚枝損傷と診断される．しびれ，疼痛，握力低下などあり．
　　　　　平成12年3月：左母指の知覚鈍麻や握力低下などあり．症状固定と診断される．
患者側　採血の際に過失があったと提訴．
裁判所の判断
患者側請求認容（**A 病院**側敗訴）損害賠償額約3,800万円
・採血担当技師は，前腕の加温，把握運動，前腕の下垂により静脈を怒張させて，肘部での採血に努めるべきであった．
・皮膚穿刺後痛みの訴えがあった時点で，すぐに採血を中止すべきであった．

＊　＊　＊

　血管と神経との解剖学的位置関係は個人差があるうえ，神経を触知することはできないので，神経の走行部位を認識することは不可能ですから，採血や注射の際に神経損傷を生じる可能性は常にあります．手首からの採血，注射に際しては，橈骨神経損傷などを回避するための注意事項として，①なるべく手首ではなく肘部付近で太い静脈をみつけること，②太い血管がない場合には，前腕の加温，把握運動，前腕の下垂により静脈を怒張させること，③針の角度を立てすぎず，静脈を突き抜けないようにすること，④針刺入時に神経の緊張を強くしないこと，⑤患者が電撃痛を訴えたら直ちに針を抜くこと，などが鑑定医師から指摘されています．この事例のように，肘部に採血に適する血管が認められないときに，すぐに手首の血管を探すということは，日常的になされているところも多いと思われますが，肘部以外の採血では神経損傷を生じる危険性がより高くなるため，上記注意事項は順守すべきと思われます．
　採血・注射に伴う神経損傷が関係した訴訟事例はこの事例以外にもあります．肘部の採血により正中神経損傷を生じた事例（松山地裁平成14年9月5日判決，裁判所ホームページ判例検索）や，肘関節上部外側からの点滴注射により，橈骨神経損傷を生じた事例（名古屋地裁平成14年3月15日判決，裁判所ホームページ判例検索）などです．点滴注射の際は，できるだけ前腕部で行うのがよいとされています．

第2部 外来編

表6 採血に伴う神経損傷

静脈採血では，筋膜上の皮神経（知覚神経）や肘部静脈上の皮神経を損傷することはあっても，正中神経など重大な神経を損傷することはない．しかしまれに穿刺針を深く刺入することにより筋膜を貫き正中神経を損傷することがある．刺入を繰り返すことや駆血を強く長時間行った場合にも神経障害が発生することがある．

【症状】
　電撃様疼痛．
【処置】
1　ただちに抜針し，採血を中止する．
2　疼痛の部位，程度，運動障害，知覚障害の有無を調べる．
3　皮神経損傷の場合は2〜4週間程度で症状は軽快するが，まれに回復に2ヶ月程度を要することもある．
4　経過観察する場合，局所の保温と安静を保つよう説明する．
5　早急に専門医の受診をすすめ，医療機関を紹介する．
6　決して安易な説明をしたり態度をとってはならず，完治には時間がかかることを説明する．

（日本赤十字社採血基準書より引用，一部改変）．

! クリティカルポイント

注射針を刺入したときに，患者がしびれや強い痛みを訴えた場合は，ただちに注射を中止するとともに，再度同じ部位に注射針を刺入しないように．神経損傷を起こすことあり．

ケース 1-8　注射針刺入時鋭い痛みのあった部位に再度刺入されたため，反射性交感神経性異栄養症を生じた事例（大阪地裁平成10年12月2日判決，判例時報1693号105ページ）

患　者　41歳，女性，市職員（学校栄養職員）
経　過　平成7年8月：腹痛，下痢のため，**A病院**を受診．急性胃腸炎と診断され，点滴を受ける．1本目は左前腕部に注射針を刺入．
　担当看護師：チューブに空気が入ったため，いったん注射針を抜き，注射針を左手背部手関節母指側付近に刺入．
　左前腕部に鋭い痛みを感じたため，担当看護師に対し，注射を止めるよう訴える．
　担当看護師：いったん注射針を抜いたが，数秒後，再び同じ部位に注射針を刺入．
　左腕の付け根から左手指の先端まで強烈な電撃痛を感じ，担当看護師に対し，注射を止めるよう大声で訴える．
　担当看護師：注射針を抜き，注射部位を右腕関節部分に変更し，点滴を行う．
　9月：左示指から手背部全体にしびれと痛みが続き，別の**B病院**や**C診療所**を受診し，反射性交感神経性異栄養症と診断され，治療を受ける．その後も痛みや握力低下など持続．
患者側　担当看護師の注射の際，過失があったなどと提訴．
裁判所の判断　患者側請求認容（**A病院**側敗訴）損害賠償額約700万円
・左手背部への注射行為によって，患者は反射性交感神経性異栄養症に罹患した．
・注射針を刺入したときに患者にしびれや電撃痛などが走った場合には，ただちに注射を中止する必要がある．そのような場合，再び前に注射したのと同じ部位に注射針を刺入すると，再び神経を損傷する危険性が大きいため，担当看護師はこれを避けるべきであった．

＊　＊　＊

　人の身体の一部が外傷を受けると，交感神経が緊張して血管の収縮が起こり，止血を促進します．その後，交感神経の緊張を緩める方向に移行し，血管が拡張して創傷治癒の方向に向かいます．何らかの原因で，交感神経の緊張状態が持続すると，血管収縮が継続するため，組織の阻血状態が生じ，これによって疼痛が生じます．この疼痛が再び交感神経を刺激して，緊張状態を増強します．この悪循環によって，強い交感神経の緊張状態が作られます．これが，反射性交感神経性異栄養症（reflex sympathetic dystrophy：RSD）の病態といわれています．RSD は，軽微な外傷によって起こり，受傷直後から数週間以内に発症し，発症直後の症状としては，疼痛が認められ，自動運動や他動運動により疼痛が増悪することなどがあります．また，外傷からは考えられない広い範囲の疼痛と浮腫性腫脹を生じ，神経を損傷した場合には，疼痛の範囲が損傷された神経の支配域に一致しない類型もあります．

　今回の事例は，注射針の刺入により RSD を発症したと判断された事例です．医学上，RSD の発症には，患者自身の素因および異常な交感神経反射が不可欠とする考え方もあります．RSD が発症するかどうかは，その個人の要因が関係するという考え方です．裁判の場では，これらの要因はどのように考えられているのでしょうか．この事例では，裁判所は，注射針を刺入したときに患者にしびれや電撃痛などが走った場合に，再び前に注射したのと同じ部位に注射針を刺入することによって，注射を受ける患者の神経を損傷し，RSD などを発症させるおそれがあることに変わりはない（他の要因が重なれば発症するおそれはある）ので，他の要因が存在することを知っているか否かにかかわらず，これを避けなければ，RSD などを発症するおそれがあることを予見することはでき，これを回避することもできたとして，看護師の過失を認めています．

　RSD は交感神経ブロックによる治療のほか，理学療法，レーザー治療，薬物治療，心理療法などによる治療が行われますが，治癒率，特に完治する割合は 2 割程度と低く，発症後 1 年を経過すると，回復は期待できないといわれています．このような RSD などの合併症を避けるために，採血や注射の際，注射針を刺入したときに，患者がしびれや強い痛みを訴えた場合は，ただちに注射を中止するとともに，再度同じ部位に注射針を刺入しないことを徹底しましょう．

　この事例以外にも，採血に伴う RSD が関係した訴訟事例が散見されます．以下に RSD について簡略に紹介します．

反射性交感神経性異栄養症（reflex sympathetic dystrophy：RSD）

　多くは小さな外傷後に，四肢遠位部に交感神経系の過剰な反応により出現する持続性の疼痛と血管運動異常を伴い，皮膚・筋肉・骨などの萎縮をきたす難治性の疼痛症候群．
　末梢神経の大きな枝は障害されない．

症　状
① 四肢遠位部の持続性の特徴的な痛みと血管運動異常による腫脹があり，これらによる関節可動域制限が出現する．
② 疼痛は受傷後まもなく出現することもあるが，一般にはやや日数がたち，外科的には完治すると思われるころからのことが多い．
③ 症状は傷害の程度に比べ強い．創傷治癒後も疼痛は持続し，初期は受傷部位に限局し

ているが次第に拡大する．
　④　痛みは神経支配と一致しないのが特徴である．二次的に組織の萎縮をきたす．
　　　疼痛は持続的で灼熱的であり，運動，皮膚刺激，温熱，ストレスで増悪する．
　⑤　Ⅰ期は発症3カ月までの炎症期，Ⅱ期は3～6カ月までの筋ジストロフィー期，Ⅲ期は6カ月以降で萎縮期と区別されるように，症状は進展していく．

原因

　種々の外傷や疾患による神経損傷が原因と考えられているが，不明な点も多い．

治療法

　①　急性期であれば専門医（ペインクリニック）に受診させる．
　②　交感神経節ブロック，抗炎症薬，ステロイド，三環系抗うつ薬，抗けいれん薬などの投与，理学療法，精神的サポートなどが行われる．

表7　採血に伴う反射性交感神経性異栄養症（RSD）が関係した訴訟事例

①松山地裁平成14年9月5日判決（裁判所ホームページ）
【経過】健康診断の採血のため，担当保健師が右肘部に注射針を刺入したが，血液の逆流は認められず，痛みあり．その後，右手にしびれあり．病院を受診し，右上肢の知覚障害，痛み，浮腫，運動障害があることからRSD（カウザルギー）と診断される．
【裁判所の判断】患者側請求認容（健康診断実施機関側敗訴）損害賠償額約2,400万円
・担当保健師は注射針を深く刺して正中神経を傷つけないよう，注射針を適切に操作すべきであった．

②仙台高裁秋田支部平成18年5月31日判決（判例タイムズ1260号309ページ）
【経過】健康診断の際，臨床検査技師が右肘正中皮静脈より注射針を刺して採血を行ったが，痛みのため検査に必要な血液量6mLの半分の3mLを採血しただけで中止となった．その後，右肘部の痛みやしびれあり．RSDと診断され，検査から約10年後に右上肢のRSDの症状固定の診断を受けた．
【裁判所の判断】患者側請求認容（健康診断実施機関側敗訴）損害賠償額約3,500万円
・臨床検査技師は，注射針を静脈から逸脱させて患者の正中神経などを損傷すべきではなかった．

Q 患者に生じた検査や治療の合併症は，すべて病院（医師）側の責任？

A 一般に医師は，検査あるいは治療に伴って生じた障害を合併症とよび，その中でも，医師に過失がないものを特に偶発症とよんでいます．訴訟の場面で，医師側が偶発症であったと主張するものがありますが，これは医師には過失がなかったという主張になります．
　さて，質問の回答ですが，当然，そんなことはありません．病院（医師）側が損害賠償責任を負うのは，
　①病院（医師）側に過失がある
　②患者に損害が生じている
　③病院（医師）側の過失と患者の損害との間に因果関係がある
この3つの条件を満たす必要があります．ですから，患者に障害や死亡などの損害が生じていても，（ⅰ）病院（医師）側に過失がない場合や，（ⅱ）病院（医師）側に過失があったとしても，患者の損害との因果関係がないと判断される場合には，病院（医師）側には責任はありません．
　（ⅰ）の病院（医師）側に過失がなかったと判断された具体例としては，胃内視鏡（4回目）の前投薬によるアナフィラキシーショックで死亡した事例（静岡地裁沼津支部平成13年10月3日判決，裁判所ホームページ判例検索）があります．遺族側は，①過敏症のあるブスコパン®（鎮けい薬），オピスタン®（麻薬）を投与すべきでなかった，②ショック発症後の対処に問題があった，と主張しました．これに対し，裁判所は，①これまでも同薬剤が投与されており，過敏症の症状

あるいは徴候があったとはいえない，②ショック後ただちに検査が中止され，酸素吸入が開始，ノルアドレナリン（昇圧薬）やステロイド，麻薬拮抗薬などが投与されており，適切な処置がとられている，として病院側の過失を否定し，遺族側の請求を棄却しました（つまり，私たち医師がいう偶発症だったということです）．医療事故訴訟で遺族側の請求が棄却されるものの多くは，この事例のような病院（医師）側に，過失はなかったというものです．

　（ⅱ）に関しては，内視鏡的逆行性胆道膵管造影検査（ERCP）後に急性膵炎を発症し，死亡した事例（名古屋地裁平成16年9月30日判決，裁判所ホームページ判例検索）の判断が参考になります．胆石の精査目的の造影検査において，膵臓の疾患の疑いが全くなく，総胆管の造影を目的としていた本件検査において，担当医師が意図的に膵管を膵尾部まできちんと造影したことは不適切であったと判断されています．一方，ERCP後急性膵炎発症の原因としては，十二指腸乳頭のけいれん，腸液や胆汁の膵管への混入などが考えられますが，選択的造影が不成功に終わった症例に多発するということでもないことなどから，ERCP後急性膵炎発症の病態はいまだに不明な点が多いとされています．そのため，この事例では，意図的に膵管を膵尾部まで造影したという担当医師の不適切な行為が急性膵炎の原因になったとは認められないとの判断がなされています．その後の急性膵炎に対する治療が適切になされていれば，病院側の損害賠償責任はないという判断になるものと思われます．しかし，残念ながらこの事例では，担当医師の急性膵炎の診断およびその重症化の判定が不十分で，的確な全身管理や集中治療が行われず，それらの点に過失があったとして，病院側に約5,400万円の損害賠償が命じられています．

2. 呼吸器疾患

> **! クリティカルポイント**
>
> 鎮痛・解熱薬が禁忌と聞いたら，アスピリン喘息を疑って詳しく問診を．

ケース2-1　ポンタール®やピリン系の薬剤で呼吸困難になったことがあるが，アスピリンは構わないと伝えてきた患者に対し，バファリン®（アスピリン）を処方したところ，喘息重積発作を生じ死亡した事例（松山地裁今治支部平成3年2月5日判決，判例タイムズ752号212ページ）

患　者　27歳，男性
既往歴　高校2年：気管支喘息，ポンタール®（鎮痛・解熱薬）やピリン系の薬剤は禁忌と指摘される．ブルフェン®（鎮痛・解熱薬）や市販のかぜ薬でも呼吸困難になったことあり．
経　過　昭和63年1月：37.2℃の発熱があり，A病院を受診．担当医師に対し，ポンタール®やピリン系の薬剤で呼吸困難になったことがあるが，アスピリンは構わないといわれたことがあると伝える．
　　　　担当医師：それ以上詳しく既往歴を確認せず．バファリン®（アスピリン），ビソルボン®（去痰薬），アストフィリン®（鎮咳薬）を処方．
　　　　自宅でバファリン®を内服約10分後，呼吸困難が出現．
　　　　救急車でA病院に搬送．喘息重積状態であり，人工呼吸などの治療が行われたが，死亡．
遺族側　担当医師は，アスピリン喘息である患者にバファリン®を処方した過失があったなどと提訴．
裁判所の判断
遺族側請求認容（A病院側敗訴）損害賠償額約4,100万円
・患者はアスピリン喘息であり，喘息重積発作はバファリン®が原因．
・担当医師は患者からポンタール®やブルフェン®，ピリン系の薬剤は禁忌と告げられていたのであるから，アスピリン喘息であることを疑い，患者の記憶，認識が正確なものであるか，アスピリンの投与を受けたときの状況，薬剤の商品名，医師名などを詳しく問診して確認すべきであった．

* * *

　この事例では，患者は担当医師に対し，ポンタール®やブルフェン®，ピリン系の薬剤で呼吸困難になったことがあるが，アスピリンは構わないといわれたことがあると伝えています．このような患者に何か鎮痛・解熱薬を処方しようと考えた場合，ついアスピリンを処方してしまうことが考えられます．しかし，複数の鎮痛・解熱薬で呼吸困難が出現したとのことですから，アスピリン喘息が十分に疑われる患者です．裁判所が指摘するように，もっと詳細な問診を行う必要があったように思われます．判決では，たとえ，以前アスピリンは構わないといわれたことがあるとの説明を受けたとしても，薬には素人である患

が専門的な用語で説明したのであるから，本当に正しいかどうか分からないということが指摘されています．担当医師としては，患者の記憶，認識が正確なものであるか，さらにアスピリンの投与を受けたときの状況，薬剤の商品名，医師名などを詳しく問診して確認すべきであったと判断されています．

さらに，この事例の患者は受診時の体温が37.2℃と微熱程度の発熱でした．ですから，可能な限りバファリン®の投与を避け，水分を多くとらせたり，氷で冷やしたりすべきであったとも判決では指摘されています．

なお，医学上は，塩基性鎮痛・解熱薬（ソランタール®，ペントイル®，メブロン®など）やアセトアミノフェンは，一般に副作用が少なく，アスピリン喘息患者にも使用可能とされています．しかし，これらの薬剤はすべて，添付文書ではアスピリン喘息患者に禁忌（気管支喘息のある患者には慎重投与）とされています．では，実際の臨床上，アスピリン喘息（疑い）患者が高熱を出していたり，腰痛などで鎮痛・解熱薬が必要な場合はどうしたらよいのでしょうか．この点に関して，厚生労働省研究班は平成16年（2004年）に「EBMに基づいた喘息治療ガイドライン2004」（以下に紹介）に，アスピリン喘息患者が鎮痛・解熱薬を必要とする場合，アセトアミノフェン，塩基性非ステロイド抗炎症薬は安全に投与できると記載されています．当然，これら薬剤の添付文書の内容も検討されたうえで公表されたものと思われます．われわれ医師は添付文書ではなく，このガイドラインに従って診療を行えばよいように思われます．

アスピリン喘息が関係した訴訟事例はこの事例以外にもいくつかあります．鎮痛・解熱薬を使用する場面は多いですから，アスピリン喘息は注意すべき疾患の一つにあげられます．参考として，厚生労働省研究班によるアスピリン喘息に関する推奨を紹介するとともに，アスピリン喘息が関係した訴訟事例を紹介します．

参考 アスピリン喘息に関する推奨

成人喘息の約10%はアスピリンをはじめとする酸性非ステロイド抗炎症薬（non-steroidal anti-inflammatory drugs：NSAIDs）により喘息発作を起こす．これをアスピリン喘息という．時に意識障害を伴うほどの大発作となり，死の転帰をとることがある．

アスピリン喘息と呼ばれているが，アスピリンのみならず，化学構造に共通性のないすべての酸性NSAIDs（インドメタシン（インダシン®，インテバン®など），フェノプロフェン（フェノプロン®など），ナプロキセン（ナイキサン®など），ジクロフェナク（ボルタレン®など），ケトプロフェン（メナミン®など），ピロキシカム（バキソ®など），メフェナム酸（ポンタール®など）など）によって発作が誘発されるので，これらの薬剤の持つ共通の薬理作用であるシクロオキシゲナーゼ阻害作用が過敏反応に深く関与していると考えられている．

最近の研究によりアスピリン喘息ではシステイニルロイコトリエン（LTC_4, LTD_4, LTE_4；CysLTs）の産生がもともと亢進しており，また，アスピリン負荷によりCysLTsの産生が更に増加することが明らかになっている．したがって，アスピリン喘息患者のNSAIDs服用時の発作は増加したCysLTsにより惹起されていると考えられる．また，CysLTsの産生に最終的に関わるLTC_4合成酵素の発現がアスピリン喘息患者の気道において亢進していることも報告されている．したがって，アスピリン喘息ではもともとCysLTsの産生が亢進しているところにNSAIDsを服用するとプロスタグランジンの産生が抑制され，PGE_2を介する抑制系が作動しなくなる結果，CysLTsの産生がさらに増加し，発作に至ると考えれば発症機序は説明できる．

アスピリン喘息は小児には稀であり，30歳代から40歳代に発症することが多い．また，慢性

鼻炎，慢性副鼻腔炎，嗅覚障害，鼻茸を合併することが多い．診断は上記の臨床像を手掛かりとして詳細に問診し，NSAIDs で喘息が誘発されたエピソードを確認することでなされる．しかし，NSAIDs による発作の誘発歴を持つ患者は 60％程度であり，残りの 40％は，NSAIDs を用いた負荷試験により診断される．負荷試験としては世界的には「リジン-アスピリン」を用いた吸入試験が行われることが多いが，わが国ではその入手が不可能なので，スルピリンあるいはトルメチンによる吸入試験が代わりに用いられている．

推　奨

- アスピリン喘息患者は NSAIDs 以外にも食用黄色 4 号（タートラジン），安息香酸ナトリウム，パラベンなどの食品・医薬品添加物に対する過敏性を持っていることがあるので，NSAIDs のみならず発作を誘発する可能性があるこれらの物質を避けることが大切である．
- アスピリン喘息患者が鎮痛・解熱薬を必要とする場合，アセトアミノフェン，塩基性 NSAIDs（塩酸チアラミド（ソランタール®など），エモルファゾン（ペントイル®など），メピリゾール（メブロン®など），塩酸チノリジン（ノンフラミン®など）は安全に投与できる．
- アスピリン喘息患者の発作時にはリン酸エステル型製剤（デカドロン®，リンデロン®，水溶性ハイドロコートン®など）を使用するのがよい．

（厚生労働省研究班「EBM に基づいた喘息治療ガイドライン 2004」より引用，一部改変）

表 1　アスピリン喘息患者に対する消炎鎮痛薬の投与が関係した訴訟事例

①福岡地裁平成 6 年 12 月 26 日判決（判例時報 1552 号 99 ページ）
【経過】アスピリン喘息患者に対するロキソニン®の投与が禁忌であることを知らず，歯科医師がアスピリン喘息患者の抜歯後にロキソニン®を処方．自宅にて喘息発作を生じ，死亡．
【裁判所の判断】遺族側請求認容（歯科医院側敗訴）損害賠償額約 1,900 万円
・担当歯科医師はロキソニン®を投与するにあたり，その禁忌症であるアスピリン喘息に関する知識の修得に務めるべきであった．

②広島高裁平成 4 年 3 月 26 日判決（判例タイムズ 786 号 221 ページ）
【経過】気管支喘息を有する患者の鼻ポリープの手術後，消炎鎮痛薬投与により，アナフィラキシー様ショックを起こし，死亡．
【裁判所の判断】遺族側請求認容（病院側敗訴）損害賠償額約 3,400 万円
・アスピリン喘息の三主徴は喘息，アスピリン過敏，鼻ポリープ．
・担当医師はアスピリン喘息の疑いがある患者にボルタレン®を投与すべきではなかった．

③前橋地裁平成 10 年 6 月 26 日判決（判例時報 1693 号 110 ページ）
【経過】切迫早産で入院した喘息のある 27 歳女性に対し，産婦人科医師が解熱と子宮収縮目的にインドメタシン坐薬を投与．喘息発作を起こし，胎児・母体とも死亡．
【裁判所の判断】遺族側請求認容（病院側敗訴）損害賠償額約 7,500 万円
・担当産婦人科医師はインドメタシンの投与を検討する際に，患者が診療を受けていた同じ病院の内科医師の意見を求めるべきであった．
・患者に投与の危険性と必要性を説明してその同意を求め，自覚症状を報告させるべきであった．
・投与量を漸増させる方法をとるべきであった．
・救急救命具の点検をすべきであった．
・患者の起坐呼吸をアスピリン喘息発作であると認識すべきであり，麻酔科医師の応援を至急依頼すべきであった．

2．呼吸器疾患

> **！クリティカルポイント**
>
> 薬剤を長期間継続的に投与する場合には，薬疹が出ていないか自ら確認を．
> また，薬疹（疑）のときには，白血球数（好中球数）などのチェックを．

ケース 2-2　感冒に対する投薬後に顆粒球減少症をきたし，死亡した事例（最高裁平成9年2月25日判決，裁判所ホームページ判例検索・判例時報1598号70ページ）

患　者　58歳，女性
経　過　昭和51年3月14日：発熱，咽頭痛などの感冒様症状が出現．
　　　　3月17日以降：頻回（1～3日毎）にA医院受診．
　　　　B医師：リンコシン®，ラリキシン®などの抗菌薬やPL®（総合感冒薬），バファリン®（鎮痛・解熱薬）などの薬剤を継続的に投与．症状は持続．
　　　　4月10日：A医院受診．強度の咳を訴える．ネオマイゾン®（抗菌薬），濃厚ブロチンロデイン®液（鎮咳薬）を処方．
　　　　4月12日：A医院再診．体に発疹が現れ始めていたが，B医師はこれに気付かず．
　　　　4月14日午前：A医院再診．B医師に発疹が出現したことを伝える．
　　　　B医師：薬疹などを疑い，投与していた薬剤を中止し，他の病院に入院することを勧める．
　　　　4月14日午後4時20分：A医院B医師の紹介により，国立C病院に入院するまでの間，D病院（外科）に入院．白血球数2,800/mm^3（白血球分画検査は行わず．結果判明は16日退院後）
　　　　D病院E医師：リンコシン®の筋注施行．
　　　　4月16日：国立C病院に転院．白血球数1,800/mm^3，好中球数は0/mm^3．
　　　　C病院F医師：顆粒球減少症と診断．治療を行ったが，その後，敗血症を併発．
　　　　4月23日：内毒素性ショックで死亡．
遺族側　A医院B医師とD病院E医師の投薬により，顆粒球減少症が引き起こされたなどと提訴．
原審（広島高裁平成7年2月22日）の判断
・顆粒球減少症は4月10日から投与したネオマイゾン®の可能性がもっとも疑われる．
・4月14日に認めた発疹は顆粒球減少症に伴うもの．
・A医院B医師：風疹の疑いがあり，また，ネオマイゾン®が一般には投与量と投与期間に関係する中毒性の機序により顆粒球減少症を発症させる薬剤であることを考慮すると，本剤を2日分投与しただけの4月12日の時点で問診等により患者の発疹を確認したとしても，ただちに顆粒球減少症の発症を予見し，投薬中止や血液検査などの義務があったとまではいえない．
・D病院E医師：D病院入院は国立C病院入院までの一時的なものであったことなどから，白血球分画検査を実施したり，検査結果を即日判明させる義務があったとはいえない
などとして，遺族側の請求を棄却．
遺族側　判決を不服として，上告．
最高裁の判断
原審に差し戻し．
・顆粒球減少症の原因をネオマイゾン®単独と認定することはできず，特定することは困難．
・A医院B医師は，顆粒球減少症の副作用を有する多種の薬剤を長期間継続的に投与された患者に

ついて，薬疹の可能性のある発疹を認めた場合には，自院または他の診療機関で必要な検査，治療をすみやかに受けることができるようにすべきであった．

* * *

　顆粒球減少をきたす主な原因としては，①ウイルス感染，②薬剤の副作用，③悪性腫瘍などがあげられます．ウイルス感染に起因する顆粒球減少症は病勢に一致することが多いといわれています．この事例では，症状が改善してきている時点で，顆粒球減少症が発症しており，病勢と一致していないこと，さらに，先行して薬疹と思われる皮疹を認めていることから，②の薬剤の副作用の可能性がもっとも高いと判断されています．

　この事例で最高裁は，「薬疹の可能性のある発疹を認めた場合には，自院または他の診療機関で必要な検査，治療をすみやかに受けることができるようにすべきであった」と述べています．これは，原審の，仮にA医院B医師が患者に発疹が生じた4月12日に発疹を確認したとしても，同日の時点において，顆粒球減少症発症を予見し，投薬を中止し，血液検査をすべき義務はないとした判断が適切ではないことを示す際に，述べたものです．ですから，この事例における「薬疹の可能性のある発疹を認めた場合」というのは，4月14日の患者からの申し出を受けた時点ではなく，4月12日の再診時，体に発疹が現れ始めていたときを意味すると考えられます．つまり，患者の申し出を待つのではなく，4月12日の再診時に薬疹が出ていないか自ら確認すべきであり，その時点で，投薬を中止して，必要な検査などを行うべきであったとの判断であると考えられます．私たち医師は，投薬した場合には，こちらから積極的に薬疹が出ていないか問診や視診を行うようにしましょう．そして，薬疹（疑）を認めたときは，すぐに薬剤を中止するとともに，白血球数や白血球分画などの検査を行いましょう．顆粒球減少症を発症すると，この事例のように死亡することがあります．

　また，抗菌薬投与後に薬疹が出現したもののその抗菌薬を継続し，劇症肝炎を発症，死亡した事例（横浜地裁昭和63年3月25日判決，判例時報1294号89ページ）もあります．血液検査を行う際には，白血球数のみならず，肝機能などのチェックも必要と思われます．

表2　副作用としての無顆粒球症の早期発見と早期対応のポイント

1. 早期に認められる症状
　発熱は必発の初期症状であり，その他，悪寒，咽頭痛があげられる．
2. 副作用の好発時期
　原因となる医薬品服用後から無顆粒球症発症までの期間は，後述の発症機序により異なる．
・免疫学的機序による（アレルギー性）：過去にその医薬品に感作されていれば1時間～1日以内，感作されていなければ抗体が産生されるまでに1週間～10日を要する．この種類の医薬品には，抗甲状腺薬のプロピルチオウラシル（チウラジール®，プロパジール®）やアミノピリン（鎮痛・解熱薬，副作用から現在使用禁止）などがある．
・直接骨髄造血細胞に対する毒性による（中毒性）：発症までに数週間を要する．この種類の医薬品には，クロルプロマジン（ウインタミン®，コントミン®），プロカインアミド（アミサリン®），β-ラクタム系抗菌薬などがある．
3. 患者側のリスク因子
　高齢，女性，腎機能低下，自己免疫疾患の合併などの場合に発症頻度が高いことが指摘されており，そのほかには明確ではないが遺伝的素因（HLA型，薬物代謝酵素の遺伝子多型）などが考えられている．
4. 投薬上のリスク因子
　投与量に関しては，医薬品により異なり，たとえば抗甲状腺薬では用量非依存性で，サルファ剤（サラゾ

スルファピリジン（サラゾピリン®））では用量依存性との報告がある．一方では，同じ医薬品でも報告により用量依存性，非依存性の相反する報告もみられる．

5．患者もしくは家族などが早期に認識しうる症状（医療関係者が早期に認識しうる症状）

大事なことは，医療関係者，患者もしくは家族などが，無顆粒球症を引き起こす可能性のある医薬品を使用していることを常に認識していることである．

ほとんどの患者では，血液検査により無顆粒球症が指摘された時点で無症状であるか，あるいは感染症状が出た時点で血液検査を行ってはじめて無顆粒球症であることが発見される．したがって，顆粒球が減少し始めた時点での症状は通常なく，無顆粒球症を予測することは困難である．

6．早期発見に必要な検査と実施時期

以下のような医薬品では添付文書において，血液検査を求めており，確実に実施する必要がある．これ以外の薬剤でも，無顆粒球症を起こすことが知られている薬剤を使用する場合には，適宜検査の実施が必要と考えられる．

・チクロピジン（パナルジン®）：「警告」の項に「投与開始後2ヶ月間は原則として2週に1回，血球算定（白血球分画を含む）を行うこと」
・チアマゾール（メルカゾール®）：「重要な基本的注意」の項に「少なくとも2ヶ月間は，原則として2週に1回，それ以降も定期的に白血球分画を含めた血液検査を実施すること」
サラゾスルファピリジン（サラゾピリン®）：「重要な基本的注意」の項に「投与中は血液学的検査を定期的に行うこと」．

担当医として重要な事項は，以下の項目である．

①無顆粒球症を起こす可能性のある医薬品を処方していることを認識すること
②無顆粒球症が発症する可能性の高い，投薬開始後2〜3ヶ月間は定期的に血液検査を実施し，白血球数の減少傾向がみられたら厳重に推移を観察する，あるいは医薬品の服用中止を指示すること
③当該医薬品の処方にあたっては患者に無顆粒球症を起こす可能性があること，発熱，咽頭痛などの感染症状が出たらただちに来院するよう説明すること，など

（厚生労働省「重篤副作用疾患別対応マニュアル」（平成19年）より引用，一部改変）

> **! クリティカルポイント**
>
> エタンブトールなどの薬剤を投与中に視力検査で視力低下を認めたら，ただちにその薬剤を中止し，眼科医に紹介を．

ケース2-3　肺結核に対するエタンブトールを投与中に視力低下を認め，その後失明した事例（神戸地裁平成3年4月22日判決，判例タイムズ770号236ページ）

患　者　28歳，男性
経　過　昭和55年7月3日：肺結核の治療のため，**A病院**でエタンブトール1g/日の内服開始．
患者の視力
同年7月7日：右1.2，左1.2
9月2日：右1.0，左1.5
10月7日：右1.5，左1.2
11月11日：右0.6，左1.2（担当医師：視力の低下を単なる検査の誤差によるものと考える）
12月10日：右0.5，左1.2
12月中旬：新聞の小文字がみえにくくなる．
12月26日：担当医師に新聞の小文字がみえにくくなったことを訴える．
担当医師：エタンブトール中止．
昭和56年1月17日：患者の視力：右0.5，左0.3．その後，ほぼ全盲の状態となる．

> **患者側** 担当医師のエタンブトール投与に過失があったと提訴．
> **裁判所の判断**
> 患者側請求認容（**A病院**側敗訴）損害賠償額約590万円
> ・昭和55年11月11日の段階で，眼科の精密検査を受けさせるべきであった．
> ・そうすれば，視力の低下を防止，あるいは，視力の回復により，患者の視力をより向上した状態に維持することができた可能性が高かった．

＊＊＊

　エタンブトールの副作用には，視神経障害による視力低下，中心暗点，視野狭窄，色覚異常などの視力障害があることはよく知られています．この視力障害は，早期に発見し，エタンブトールの投与を中止して，集中的に眼科治療を行えば，回復するものの，進行すると非可逆性となります．この事例では，11月11日の視力検査で，右眼の視力が前月の1.5から0.6に急激に低下しており，この時点で，担当医師はエタンブトールを中止し，すぐに眼科を受診させ，精密検査を受けさせる必要があったと判断されました．そうすれば，視力の低下を防止あるいは視力の回復できる可能性もあったと判断されています．

　なお，この事例では，損害賠償額が約590万円とされていますが，裁判所は，①眼科の専門医の精密検査を受けさせるなどの対策を講じたとしても相当程度の視力低下の状態で固定した可能性が高いこと，②11月11日の時点が医学的にみて，非可逆的な視力低下の段階に至っていたか否かの点については，必ずしも明らかではないこと，③結核が個人的にも社会的にも害を及ぼすことを防止するために，結核の治療にあたる医師は，その治療薬に副作用が知られていても，これを使用しなければならないこと，から，患者の逸失利益の6割を控除しています．

　視神経障害を副作用に持つ薬剤としては，エタンブトールのほかに，同じく抗結核薬であるイソニアシド（INH，イスコチン®）や，抗癌薬のビンクリスチン（オンコビン®），抗てんかん薬のフェニトイン（アレビアチン®）などがあります．

　抗結核薬の副作用としては，視力障害のほかに，ストレプトマイシン投与による聴力障害がよく知られています．ストレプトマイシン投与中の聴力障害が関係した訴訟事例（大阪高裁昭和63年3月25日，判例時報1286号61ページ）もあります．この事例は，左が高度難聴，右が中等度難聴の結核患者にストレプトマイシンを投与したところ，左右とも完全に聴力を失ったというものです．この事例では，裁判所は，担当医師は結核の治療法を選択するにあたって，聴覚に副作用のある薬剤を使用すれば，その患者の場合，わずかな難聴の増強でも，すぐ日常生活上欠くことのできない聴覚のすべてを失う可能性があったのであるから，治療にストレプトマイシンを使用すべきではなかったと判断し，病院側に約3,800万円の損害賠償を命じています．

表3　結核治療時の重要な副作用と対応

副作用	中止の目安と留意点	主な原因薬剤
肝障害*	AST/ALTが正常上限の5倍（自覚症状あるときは3倍以上）までは経過観察 これを超えるときは中止，改善後再開	INH，PZA，RFP
末梢神経障害	しびれが出現した場合にはビタミンB_6 100〜200 mg/日を併用する 下肢の症状の悪化があれば中止する	INH（投与量と相関する．3〜5 mg/kg/日の投与で2％）

2. 呼吸器疾患

視神経障害（球後視神経炎）	出現時ただちに中止，再使用不可	EB
血小板減少症，溶血性貧血	血小板数5万以下，再使用不可	RFP
発熱	一時中止し原因薬剤を特定する．解熱には中止後3〜4日かかることが多い RFPの場合には減感作*を行う	RFP，SMなど
発疹，紅皮症	軽度の場合には抗ヒスタミン薬などを使用し経過観察 全身に拡大する場合には，早めに中止	すべての薬剤
高尿酸血症	無症状であれば経過観察 投与終了すれば速やかに正常化する	PZA（使用時の40〜50%）
めまい，耳鳴り，腎機能障害	原則として中止	SM，KM，EVM
間質性肺炎	ただちに中止，再投与不可	INH
急性腎不全	中止，再投与不可	RFP

＊：肝障害への対応と薬剤の再開始，減感作については学会治療委員会報告を参照して行う．
（日本結核病学会編『結核診療ガイドライン』（p 82, 2009, 南江堂）より許諾を得て転載）

> **クリティカルポイント**
>
> 胸部X線検査で肺野に壁の肥厚した空洞を認めたときには，肺癌以外に肺アスペルギルス症も鑑別に．

ケース2-4 肺癌手術の既往歴があり，発熱，咳が持続していた患者が，肺アスペルギルス症により死亡した事例（さいたま地裁平成13年9月26日判決，裁判所ホームページ判例検索）

患　者　昭和12年生まれ，男性
既往歴　昭和62年：左肺癌のため，**A病院**外科において左肺上葉切除術施行．
　　　　平成7年以降：**B医療センター**に高血圧症，糖尿病，高脂血症のため通院．
経　過　平成9年7月はじめ（60歳時）：発熱，咳，のどの痛みが出現し，**B医療センター**受診．
　　　　7月16日：**C医師**（内科）診察後，ポンタール®（鎮痛・解熱薬），スパラ®（抗菌薬）などを処方．
　　　　7月30日：CRP 8.3 mg/dL↑．
　　　　8月6日：症状持続．胸部X線検査実施．左肺野に浸潤影と透亮像あり．
　　　　8月25日：胸部単純CT検査実施．左胸膜の肥厚および胸腔内のニボー形成あり．
　　　　9月16日：胸部造影CT検査実施．
　　　　9月17日：**C医師**：肺癌の再発疑いとして，元々手術を行った**A病院**外科へ紹介．
　　　　10月3日：**A病院**で気管支鏡検査実施．培養検査提出．
　　　　10月13日：培養検査結果判明，アスペルギルス菌（+）．
　　　　10月22日：**B医療センターC医師**の外来受診，**C医師**は入院の指示．
　　　　10月30日：**B医療センター**に入院．
　　　　11月14日：加療を受けたが，肺アスペルギルス症により死亡．
遺族側　**B医療センター**に対し，**C医師**が肺アスペルギルス症を見落としたと提訴．
裁判所の判断
遺族側請求認容（**B医療センター**側敗訴）損害賠償額約5,600万円

- C医師は遅くとも胸部X線写真を撮影した8月6日ころ以降，呼吸器感染症の病原菌を特定するための検査（喀痰などの培養検査や血清学的検査）を行うべきであった．

＊　＊　＊

　この事例では，肺癌手術の既往があるため，肺の異常陰影を認めたときには，当然，肺癌の再発を疑う必要があります．しかし，肺癌の再発だけにとらわれてはいけないことが示された事例です．肺アスペルギルス症などの感染症も鑑別疾患にあげておくことが大切です．この事例では，肺の手術歴があること（アスペルギルス症は肺手術後に生じやすい），投与していたスパラ®の薬効が現れなかったこと，さらに，再度撮影した胸部X線写真で以前の写真と比較して，透亮像の壁が肥厚していることや，浸潤影が現れていることなどから，この時点で肺アスペルギルス症を含む感染症の発症が強く疑われる所見が現れていたと判断されています．C医師が残存肺への二次感染とその起炎菌が真菌でないかを疑い，もっと早い時期に確定診断に至っていれば，その後の治療により治癒していた可能性は高かったと判決に述べられています．

　C医師は呼吸器の専門医ではありませんでした．そのため，肺アスペルギルス症の確定診断を行うことは困難であったと医療センター側は主張しています．しかし，肺アスペルギルス症の診断に必要な検査（喀痰の培養検査や血清学的（抗体）検査など）はどれも呼吸器専門医でなくとも容易に行い得るものです．そのため，判決では，肺アスペルギルス症は，呼吸器専門医に限らず，医師であれば必ず念頭においておくべき疾患であるとして，医療センター側の主張は退けられています．

　本例のように，肺アスペルギルス症も症状が急激に悪化して，死亡に至ることがあります．この事例では，入院の指示から実際に入院するまで8日かかっていますが，早期に入院による治療が必要であるにもかかわらず，自分の勤務する病院が満床などの理由で，入院まで日数がかかるようであれば，他の適切な病院に紹介するといったことも必要でしょう．

肺アスペルギルス症

定義・症状

　わが国でもっとも多くみられる肺真菌症である．一般的に，肺アスペルギルス症は，侵襲性（肺炎型）と非侵襲性（菌球型）とに分けられる．
- 侵襲性肺アスペルギルス症：白血病などの血液疾患や悪性腫瘍患者，免疫抑制剤投与中の免疫不全患者に発症する．
- 非侵襲性肺アスペルギルス症：先行肺疾患により肺の既存構造が破壊された部位（空洞）などに多く発症する．この肺の空洞にアスペルギルス菌が感染して発症する．アスペルギルス菌が増殖し，菌球を形成することが多い．

　肺アスペルギルス症は，進行すれば肺に広範囲の強い破壊性病変をもたらす疾患である．

診　断

　胸部X線写真で，菌球を認めれば，非侵襲性肺アスペルギルス症の診断は容易であるが，菌球が認められなくても診断は可能である．非侵襲性肺アスペルギルス症のX線写真の初期像の特徴は，空洞壁の局所軽度肥厚に次いで全周性肥厚や胸膜肥厚様陰影の出現である．さらに，肥厚した空洞壁内層の不整化がみられる．胸部X線で空洞を認める際には，これらのことを念頭においておく必要がある．

治療

- 侵襲性肺アスペルギルス症：アムホテリシンB（ファンギゾン®），イトラコナゾール（イトリゾール®）などの投与．

    投与例：ファンギゾン® 0.5～1.0 mg/kg，分1，4～6時間で点滴静注

- 非侵襲性肺アスペルギルス症：
① 薬物治療：アムホテリシンB（ファンギゾン®），イトラコナゾール（イトリゾール®）などの投与．

    投与例：ファンギゾン® 5～10 mg，1週間に1～2回気管支鏡下投与
    ファンギゾン® 5～10 mg，分1，経皮的空洞内投与
    ジフルカン® 20～60 mg，分1，経皮的空洞内投与
    イトリゾール®（50 mg）：2～4錠，分1（食後投与）

② 外科的治療：空洞病変が限局していて，肺機能も良好であれば，手術療法の対象となりうる．

！ クリティカルポイント

胸部X線写真上，陳旧性炎症が強く疑われる所見の場合でも，以前のX線写真との比較ができないものに関しては，必ず再検査や精密検査の指示・勧告を．肺癌の可能性あり．

ケース2-5　胸部X線検査を含む健康診断受診後に，肺癌により死亡した事例（札幌地裁平成14年3月14日判決，裁判所ホームページ判例検索）

患　者　女性
経　過　平成3年12月：体のだるさなどを覚え，**A保健センター**の健康診断を受診．
　　　　　胸部X線写真：右肺野の小葉間裂に沿って，長さ約40 mm，最大幅5 mmの線状の陰影（限局性の胸膜肥厚の所見）あり．
　　　　　担当医師：古い炎症の痕跡と判断し，「異常なし」とする．
　　　　　平成4年5月：発熱続き，咳や痰，右側胸痛も出現．
　　　　　平成4年6月：別のC病院を受診．
　　　　　胸部断層X線検査：右肺野の小葉間裂に沿った線状の陰影に一部不鮮明な部位あり．
　　　　　胸部CT検査：右肺野の陰影は，結節影の集合像，また，縦隔リンパ節の高度腫大あり．
　　　　　経皮穿刺吸引細胞診および生検：肺癌（低分化型腺癌）．
　　　　　抗癌剤の治療を受けたが，平成5年6月（44歳時），死亡．
遺族側　**A保健センター**に対し，健康診断の際，再検査や精密検査などを指示，勧告すべきであったと提訴．

裁判所の判断
遺族側請求認容（**A保健センター**側敗訴）損害賠償額約880万円
- 異常陰影には癌の可能性があったのであるから，担当医師は再検査や精密検査を指示，勧告すべきであった．

＊　＊　＊

　健康診断は，病気の早期発見とともにそれらが発見された場合において適切な診療，治療を受けさせる療養指導を目的としたもので，体調不良を自覚している受診者にとって，病気を発見する有力な手がかりとなるものです．しかし，健康診断で異常なしと誤って判断されれば，受診者の自覚症状がさらに悪化するまで，受診者が病院に行って診療を受ける機会を奪うことになりかねません．そのため，健康診断を担当する医師は，検査の結果が医学的に異常がないと断定しきれない場合は，受診者に対し再検査または精密検査の必要性を説明し，受診を勧める必要があります．

　この事例のような小葉間裂に沿った線状陰影は，限局的な葉間胸膜の肥厚と考えられます．その原因としては，①結核を代表とする炎症性疾患，②胸膜腫瘍，③肺癌の胸膜浸潤，が考えられます．A保健センターでは，過去の胸部X線写真がなかったため，比較読影をすることができず，その日撮影した1枚の写真だけから判断しなければなりませんでした．頻度的には，①がもっとも多いのですが，以前の写真と比較読影できない以上，③が否定できないため，再検査もしくは精密検査の指示，勧告をすべきであったと判断されています．

参考 肺癌の診断に関する推奨

1．検出方法
推奨
a．肺癌の検出方法には胸部X線写真，X線CT，腫瘍マーカー，喀痰細胞診などがあり，単独ないし組み合わせて用いることが強く勧められる．
b．胸部単純X線写真は簡便で広く普及した検査法である．肺癌検出のために用いることが強く勧められる．
c．肺癌検出を目的として，あるいは胸部X線写真で異常がある場合に，CTを行うことが強く勧められる．
d．腫瘍マーカーは肺癌検出の目的ではなく，質的診断の補助診断，治療効果のモニタリング，再発診断としてのみ，行うよう勧められる．
e．喀痰細胞診は中心型早期肺癌の唯一のスクリーニング法であり，また非侵襲的で簡便に行えるため，肺癌を疑う症例において検出目的に行うよう勧められる．

2．検出方法
2-1．胸部X線写真
【エビデンス】
　日常診療において，胸部X線写真による肺癌の検出感度は，80％程度と報告されている．検診発見の臨床病期Ⅰ期の肺野型腺癌の58％が2年前のX線写真でも描出されていたという報告もみられる．その要因として，病変が小さく淡いこと，正常構造に重なっていることなどがあげられる．特に肺胞置換型発育をする淡い小型腺癌の検出率は23％にとどまる．また，読影には熟練も関係することが報告されている．

2-2．CT
【エビデンス】
　臨床的に問題となる大きさの肺癌を検出する形態診断法として，CTは現時点でもっとも有力な検査である．病変の有無を検索する従来型CTでは，肺野結節の検出能は病変の大きさに依存

し，6 mm 以上の大きさの結節では 95％の検出能が得られるが，6 mm 以下の結節では 70％程度に低下し，特に 3 mm 以下では検出能が低下する．大きさ以外の見落としの要因としては，気管支内病変，淡い病変，血管構造に近接する病変などが挙げられ，読影者側の要因も存在する．また，ヘリカル CT は，従来型 CT よりも検出率が向上する．限局性のすりガラス陰影を呈する肺癌は，CT のみで発見される場合が多い．

2-3．腫瘍マーカー
【エビデンス】

非小細胞癌症例に対する検出感度は CYFRA21-1 が 41〜65％，CEA，SLX，CA19-9，CA125，SCC，TPA の感度は CYFRA21-1 よりも低い．また小細胞癌症例に対する検出感度は NSE が 47％，ProGRP が 45％程度である．CEA，CYFRA21-1，ProGRP，NSE などの腫瘍マーカーの変動は腫瘍の病期あるいは治療効果と良好に相関することが報告されている．

2-4．喀痰細胞診
【エビデンス】

喀痰細胞診を X 線写真に追加するスクリーニング法の有効性を検討したランダム化比較試験である，ジョーンズ・ホプキンス研究とメモリアル・スローン・ケタリング研究では，喀痰細胞診を追加するグループにおいて早期癌の割合，切除率，5 年生存率が上昇することが示されたものの，長期フォローで肺癌死亡率の低下は証明されなかった．また，肺癌症例における喀痰細胞診の検出感度は 36〜40％にすぎない．一方で，喀痰細胞診で発見された X 線陰性肺癌は長期生存例の割合が高いことも報告されている．

喀痰細胞診のスクリーニング法としての感度を上げるために，サイトメトリーの併用や，各種分子マーカーなどが検討されている．

喀痰細胞の免疫染色（hnRNP A2/B1），PCR による遺伝子異常の検出（K-ras，p53），悪性関連変化（MACs）のコンピュータ定量解析が研究されているが，現時点では検査法として確立していない．
（日本肺癌学会編『EBM の手法による肺癌診療ガイドライン 2005 年版』より引用，一部改変）

⚠ クリティカルポイント

胸部 X 線の読影は，骨や血管との重なった異常陰影を見落とさないように，特に意識して．

ケース 2-6 健診における胸部 X 線の異常陰影の見落としにより肺癌の発見が遅れ，手術を受け再発・転移はないものの，死への不安や恐怖の程度が高まったとして損害賠償が認められた事例（東京地裁平成 18 年 4 月 26 日判決，裁判所ホームページ判例検索）

患　者	昭和 26 年生まれ，女性
経　過	平成 14 年 9 月 11 日（51 歳時）：**A 医療センター**で健診を受ける．胸部 X 線検査では，右下肺野に 1 cm 大の異常陰影（肋間に存在したものの右肺動脈と重なる）が認められたが，読影担当医師はこれを見落とし，異常なしと患者に説明．
	平成 15 年 7 月（52 歳時）：**B 医院**で健診を受け，肺腫瘍の疑いを指摘される．

8月11日：**C病院**で胸部CT検査を受け，肺腫瘍を疑われ，早期に手術をするよう勧められる．
9月1日：**D病院**で胸腔鏡下右肺下葉切除術を受ける．病理診断は低分化型腺癌，リンパ節転移はⅠ群までで，T2N1M0のステージⅡb．
12月8日：**患者側**からの疑義申出に対し，市調査会（呼吸器科医師2名を含む医師4名と弁護士1名で構成）が見落としがあったとされた平成14年9月の胸部X線を読影し，「異常なしの判定をすることが適正であったと認定するには困難があった」と報告．

患者側 再発・転移はないものの，**A医療センター**に対し，読影担当医師の胸部X線写真の見落としにより，5年生存率が低下したとして損害賠償を求める．

裁判所の判断
患者側請求認容（**A医療センター**側敗訴）損害賠償額約450万円
・患者の5年生存率は，胸部X線写真の見落としにより，約30％低下した．
・胸部X線写真の見落としにより，患者の死への不安や恐怖の程度が高まった．

＊　＊　＊

　この事例以前の，判例データベースにある肺癌の見落としに関する訴訟事例はすべて，患者が見落とされた肺癌により死亡した後に遺族側から提訴されたものでした．しかし，今回の事例は，胸部X線の異常陰影の見落としにより肺癌の発見が遅れ，手術を受け再発・転移はないものの，5年生存率が低下し，死への不安や恐怖の程度が高まったとして慰謝料が認められたという点で，新しく，注目すべきものと思われます．

　まず，判決では，5年生存率の低下の程度について検討されています．平成14年9月のA医療センター受診時には，見落とされた肺癌の大きさは1cm程度，遠隔転移・リンパ節転移の所見は確認されていないため，臨床的にみると患者の肺癌はT1N0M0のステージⅠであろうと推定されています．そして，厚生労働省の研究班によってまとめられた肺癌ガイドライン（2003年版）の，臨床的ステージⅠ（T1N0M0）および病理学的ステージⅡ（T2N1M0）の5年生存率はそれぞれ71.5％，42.2％というデータを用い，X線所見の見落としにより5年生存率は約30％低下したと認定されています．

　次に，慰謝料が認められるかどうかが検討されています．平成14年9月の時点で，肺癌が発見されていても5年生存率は71.5％，つまり，5年の間に死亡する確率は28.5％あります．患者の抱いている死への不安や恐怖は，見落としがなくても生じたものですが，裁判所は，見落としによってその程度が高まったとしてA医療センター側に慰謝料の支払いを命じています．そして，その算定に際しては，B型肝炎の持続感染者（キャリア）の慰謝料について500万円を認めた札幌高裁の判決（札幌高裁平成16年1月16日判決，裁判所ホームページ判例検索）があること，A医療センター読影担当医師がすでに患者に謝罪していることなどが考慮されています．

　判決の最後の部分には，今後，再発・転移により死亡した場合のことについて述べられています．肺癌の見落としがなく，より早期に癌が発見されて手術が行われていれば，現に死亡した時点においてはなお生存していた相当程度の可能性があると認められる余地は十分にあり，その限度で損害の賠償を受けることは可能と述べられています．再発が実際に生じて死亡すれば，さらに，損害賠償すべき義務が生じるかもしれないということです．確かに，肺癌の見落としが患者に与える影響は大きいものです．それだけ，私たち医師は責任ある仕事を行っているということでしょう．

この事例における読影体制がどのようなものであったかはわかりませんが、読影に際しては、ダブルチェックをきちんと行うことが大切です。この事例のように、骨や血管と重なった異常陰影は見落とされやすいことが指摘されています。書物を読んだり、研修を受けたりして、読影レベルを向上させる努力を怠らないようにしましょう。

検診における癌の見落としが訴訟に至った事例の多くは胸部X線検査での肺癌の見落としです。これはよく知られているように肺癌の予後は悪く、1年の見落としでも、受診者側に大きな影響を与えることがその理由と思われます。以下に、検診の胸部X線検査での肺癌の見落としが関係した他の訴訟事例を紹介します。

表4　検診における肺癌の見落としが関係した他の訴訟事例

①東京高裁平成10年2月26日判決（判例タイムズ1016号192ページ）
【経過】職場の定期健診（胸部X線検査を含む、昭和61年9月、昭和62年6月実施）を受けていた女性職員が、昭和62年11月、肺癌により死亡（死亡時、33歳）。
【裁判所の判断】遺族側請求棄却（健診実施機関側勝訴）
・昭和62年の胸部X線写真で、読影担当医師は右下肺野に小鶏卵大の八頭状の腫瘤様陰影に気づくべきであった。
・しかし、その時点で肺癌と診断されていても、延命の可能性はなかった。
　（著者コメント：昭和62年と比較し、現在は化学療法などの治療法が進歩しているため、現在、同様の事例があれば、延命可能性があったと判断され、損害賠償が認められる可能性が高いと思われます。）

②新潟地裁平成14年7月18日判決（裁判所ホームページ判例検索）
【経過】平成9年8月、健診の胸部間接X線検査で左肺門部の異常所見を指摘され、直接X線検査を受け、異常なしとされた受診者が、平成10年3月に頭部MRI検査で脳腫瘍が発見され、肺癌の脳転移と診断された。手術を受けたが、平成12年2月、死亡。
【裁判所の判断】遺族側請求棄却（健診実施機関側勝訴）
・鑑定の意見に従い、直接X線写真では明確な異常所見を指摘するのは困難。
・平成9年当時、間接撮影で異常所見がみられた場合に、ただちにCT撮影を行うべきであったとはいえない。

Q 個別検診と集団検診で、X線写真の読影の過失判断に差はある？

A これまでの訴訟事例で、個別検診におけるX線写真の読影に関して、癌を否定できない所見については、再検査もしくは精密検査を行う必要があることが示されています（後述ケース4-10）。一方、集団検診の読影における過失について、肺癌の見落としが問題となった仙台地裁平成8年12月16日判決（判例時報1603号94ページ）にその判断基準が示されています。集団検診の読影は多数のフィルムを短時間に流れ作業的に行い、しかも、受検者の負担や自治体の財政負担を考慮すれば、再検査受検者の数や比較読影とする割合を抑制する必要があるなどのさまざまな制約と限界があります。裁判所はこれらの点を考慮し、当該陰影を異常と認めないことに医学的な根拠がなく、これを異常と認めるべきことにつき読影する医師によって判断に差異が生じる余地がないものについては、異常陰影として再検査等考慮する注意義務があるが、これに該当しないものを異常陰影として比較読影に回すかどうかは、読影を担当した医師の判断に委ねられているとしています。つまり、集団検診における胸部X線写真の読影では、多くの医師が異常陰影と判断するようなものを見落とした場合に、読影担当医師の過失が認められるということです。このことは、私たち医師からすれば、検診の現場をよく理解されたうえでの妥当な判断といえるでしょう。ただし、癌の早期発見が望ましいことはいうまでもありません。繰り返しますが、読影レベルを向上させる努力は怠らないようにしましょう。

第2部　外来編

> **⚠ クリティカルポイント**
>
> 検診（健康診断）では読影だけではなく，コンピュータへの結果入力も必ずダブルチェックをするように．

ケース2-7　健康診断結果の入力ミスにより，肺癌の発見が遅れた事例（仙台地裁平成18年1月26日判決，判例時報1939号92ページ）

受診者　女性
経　過　平成14年5月22日：職場の定期健康診断を受診．胸部X線検査に異常所見があったが，検査結果をコンピュータ入力する際，胸部フィルムNo.697（本人）の所見および判定が，誤ってNo.687（他の受診者）の欄に入力されたため，「異常なし」とされる．
平成15年5月7日：職場の定期検診を受診．胸部X線検査で，両側全肺野異常陰影疑いなどの所見あり．
5月19日：胸部X線検査，胸部CT検査などを受ける．
5月21日：胸部・腹部超音波検査などを受ける．
6月5日：肺癌，手術の適応外との説明を受ける．
その後：抗癌薬治療などを受ける．
平成16年6月10日：死亡（死亡時，37歳）
遺族側　平均余命まで生存できたことを前提にした損害賠償を求め，提訴．
裁判所の判断
遺族側の請求認容（**健康診断実施機関**側敗訴）損害賠償額約7,400万円
・平成14年の肺癌の臨床病期はcT1N0M0，ステージⅠA．5年生存率は72%であり，患者に外科的治療を妨げるような既往症はなかったのであるから，平均余命まで生存することができた高度の蓋然性あった．

＊　＊　＊

　この事例は，健康診断結果のコンピュータ入力時のミスにより，肺癌を早期に発見する機会を逸した事例です．この事例とは少し異なりますが，人間ドックの注腸検査で異常所見を認め，要精査とされながら，担当医師が受診者本人に結果を伝えず，直腸癌が手遅れになった事例もあります（静岡地裁沼津支部平成2年12月19日，判例時報1394号137ページ）．いくら正しく診断しても，受診者に対する報告までの過程でミスがあり，受診者本人に正しい結果が伝えられなければ，すべて台なしです．この事例では，データ入力の体制がどうなっていたかの記述がないため，詳細は不明ですが，X線フィルムの読影同様，データ入力などの作業もすべて，少なくともダブルチェックで行い，ミスがないようにする必要があります．

　この事例では，平成14年の健康診断時の肺癌のステージが問題とされました．病院側は，平成14年の胸部X線では肺門部リンパ節腫大が認められ，また，1年後には両肺に転移しているため，平成14年の検査当時，リンパ節転移があったとみるのが合理的で，N1と判断すればステージⅡAとなり，外科的手術を受けても，せいぜい3年ないし4年しか延命できなかったと主張しました．しかし，裁判所は，平成14年当時の胸部X線写真に

は，リンパ節転移の所見は認められず，平成15年の肺癌の状態から平成14年当時にリンパ節転移していたと認めることはできず，平成14年の検査時，肺癌はステージⅠAであったと認定し，遺族側の請求を認めました．

なお，この事例は死亡時37歳という若年性肺癌の事例でした．以下に若年性肺癌の特徴を示します．

若年性肺癌（40歳未満）

頻度
肺癌全体の1～5％との報告が多い．30歳未満は0.2～0.3％とされる．

男女比
非若年者と比較して，女性患者の比率が高いとされる．1：1.5～1：1.9

喫煙率
若年者肺癌患者の喫煙率は55～83.5％と高い．女性でも男性とほぼ同率とされるが，若年ということもあり，喫煙指数が400以上となる患者は15～30％程度である．

組織型
男女とも腺癌が多く，若年者肺癌の50～80％を占める．喫煙との関連性の低さから，扁平上皮癌の頻度は低く，粘表皮癌，カルチノイドあるいは多形癌などの非若年者肺癌で低頻度の癌が比較的多いと報告されている．

治療方針
非若年者肺癌と大差なく，早期癌であれば手術適応．切除不能進行癌であれば化学療法，放射線療法の適応となる．

予後
ステージ別の予後は，非若年者とほぼ同等とする報告が多い．若年者肺癌は発病より専門医受診までの経過の遅れや確定診断までに時間を要することが多く，診断時，ステージⅢ，Ⅳの頻度が，非若年者より高いと報告されている．

Q 癌の見落としは末期の癌になるほど，損害賠償額が高くなる？

A いいえ，末期癌の見落としの場合には，病院（医師）側の損害賠償責任はない，もしくは，あったとしてもその額は比較的少額となります．末期癌を見落とすようなことは，医師の技量としては問題が大きいように感じます．一方，損害賠償の観点からは，癌が末期になるほど，その見落としがなく治療が適切に行われたとしても患者の死亡時期は変わらない，あるいは少しは延命ができた程度となることから，患者に生じた損害はない，あるいは，少しであるということになり，病院側の損害賠償責任はない，あるいは，損害賠償額は比較的少額ということになります．このことは，医師からすれば，何か違和感を覚える点でもあります．

このような具体例として，大阪地裁平成13年10月31日判決（東京・大阪医療訴訟研究会編『医療訴訟ケースファイル Vol.1』（判例タイムズ社，平成17年刊），42ページ）をみてみましょう．この事例は，慢性膵炎などにより経過観察されていた患者が膵癌で死亡したという事例です．平成6年7月26日にCTを撮影，膵頭部腫大が認められ，悪性腫瘍が否定できないという所見でした．担当医師（消化器外科）は慢性膵炎と診断し，6カ月後に再度CT検査をすることにしまし

た．同年 10 月 22 日の外来受診時に，59 kg あった体重が 54 kg に減少し，心配しているとの訴えがあり，同年 12 月 19 日には 51.5 kg となりましたが，担当医師は経過観察を続けました．平成 7 年 3 月に CT 検査を行い，膵癌が疑われ，手術が実施されましたが，腫瘍は摘出できず，平成 8 年 9 月に膵癌により死亡しています．裁判所は，平成 6 年 12 月 19 日の時点で体重が減少傾向にあったのであるから，同年 7 月 26 日の CT 検査の結果をも考え合わせれば，担当医師としては，遅くともその時点で膵癌発症の疑いをもち，ERCP などの検査を行うべき注意義務があったにもかかわらず，これを行わなかった過失があったと判断しています．しかし，平成 6 年 12 月 19 日の時点における腫瘍の大きさや上腸間膜動脈への浸潤の有無は不明であり，この時点で膵癌治療を行った場合の救命可能性ないし延命可能性は不明であり，担当医師の過失と結果との間に因果関係はないとして，遺族側の損害賠償請求は棄却されています．

　紹介した事例は，担当医師の過失と結果との間に因果関係はないと判断されたものですが，その後「医療水準にかなった医療が行われていたならば患者がその死亡の時点においてなお生存していた相当程度の可能性の存在が証明されるときは，医師は，患者に対し，不法行為による損害賠償する責任を負う」（最高裁平成 12 年 9 月 22 日判決，判例時報 1728 号 31 ページ）との判断がなされ，損害賠償が認められる範囲が広くなっています．このような判断がなされた訴訟事例の損害賠償額の多くは，100 万円から 200 万円程度とされています．

3. 循環器疾患

> **!** **クリティカルポイント**
>
> 急性心筋炎は感冒と誤診されることあり．発熱，咳，血痰を認める場合には，心音や肺音を丁寧に聴取するように．胸部X線写真は，すぐに確認を．

ケース 3-1 発熱，咳，血痰を訴えた患者を感冒と診断し治療したが，実は急性心筋炎であり，診察後2日目に死亡した事例（東京地裁平成10年11月6日判決，判例時報1698号98ページ）

患　者　19歳，男性
既往歴　潰瘍性大腸炎のため，プレドニン®（ステロイド）7.5 mg/日内服中．
経　過　平成5年7月10日以降：頭痛のため，市販の鎮痛薬を服用し，自宅で静養．
　　　　7月13日：頭痛，吐き気，発熱（37℃程度），咳あり．夜には痰に血液混入．
　　　　7月14日：A病院受診．
　　　　担当医師：心肺に異常所見を認めず，喀痰培養検査，血液検査，胸部X線検査を実施．感冒と診断し，抗菌薬や鎮咳去痰薬などを処方．ただし，胸部X線写真（30分程度待てば，読影可能であった）は同日中に検討する必要はないと判断し，読影することなく，そのまま患者を帰宅させる．
　　　　7月15日：症状，一段と悪化．A病院に入院．入院時，血圧70/50 mmHg，頻脈，肺野に湿性ラ音，心臓に奔馬音聴取．前日の胸部X線写真：心陰影拡大（心胸郭比53%以上），バタフライシャドウ，右肺の浸潤影，カーリーAライン，カーリーBラインなどを認める．
　　　　担当医師：急性心不全，急性心筋炎の疑いと診断し，強心薬や利尿薬，酸素投与開始．
　　　　7月16日：症状改善しないため，B大学病院に転送．人工透析中に急変し，翌日死亡．
遺族側　A病院担当医師は，7月14日の時点で急性心筋炎と診断すべきであったなどと提訴．
裁判所の判断
遺族側請求認容（A病院側敗訴）損害賠償額約7,700万円
・担当医師は7月14日の診察時に，心音，肺音に異常音を聴取することは可能であった．
・担当医師は当日のうちに胸部X線写真を読影し，血液検査の結果判明を急がせ，必要であれば心電図検査などを行って，当日中に急性心筋炎・心不全と診断すべきであった．

＊　＊　＊

　この事例は，感冒と診断し治療した患者が，実は急性心筋炎であり，診察後2日目に死亡したというものです．A病院側は，7月14日の診察時，心肺に異常所見を認めなかったことから，当日中に胸部X線写真を検討する必要はなかったと主張しました．しかし，裁判所は，鑑定医師の意見を採用し，7月14日の時点の患者の病状は，単なる心筋炎ではなく，キリップ分類3度に相当する重症の心不全および肺水腫の状態に達していたと認めら

れることから，7月14日の診察時には，心音，肺音に異常音を聴取することは可能であったと判断しました．また，プレドニン®は免疫抑制作用のある薬剤であるため，感染症の誘発・増悪作用を有しています．その容量によっては，外見的症状が実際の症状より軽減された状態で現れるといういわゆるマスク作用を有することが一般に知られています．A病院の担当医師もこのことを認識し，この患者の症状もマスク作用が働いている可能性があると判断して，胸部X線検査を指示しています．そのことからも，たとえ，同日の聴診で異常を認めなかったとしても，14日当日に胸部X線写真を読影する必要があったと判断されています．そうすれば，X線検査から判明する内容からだけでも，患者が急性心不全，肺水腫に罹患していると判断することは可能だったと思われます．心不全に対する治療が1日早く開始されていれば，患者は死亡しなかった可能性が高かったと判断されています．

　急性心筋炎はこの事例のように，急激に急性心不全が悪化し死亡することがあるため，注意が必要な疾患です．しかも，この事例もそうですが，時に感冒と誤診されている点でも，要注意です．訴訟事例の中にも，急性心筋炎の診断が遅れたことが問題とされた事例が散見されます．徳島地裁平成15年4月18日判決（裁判所ホームページ判例検索）は，患者が急性心筋炎から心タンポナーデを発症し死亡した事例です．担当医師は感冒（急性上気道炎）から肺炎に至ったと誤診しており，適切な検査・治療を怠ったとして，約4,400万円の損害賠償が命じられています．さいたま地裁平成14年3月29日判決（裁判所ホームページ判例検索）でも，患者は感冒様症状の後，急性心不全で死亡しました．ただし，この事例では，診察時，患者に心筋炎を疑わせる心症状などがなかったことから，感冒として治療を行った担当医師らに過失はなかったと判断されています．心不全の徴候を見逃さないようにすることが重要です．

表1　急性心筋炎の診断手引き

1. 心症状[1]に先行して，かぜ様症状[2]や消化器症状[3]，また皮疹，関節痛，筋肉痛などを発現する．無症状で経過し，突然死にて発見されることもある．
2. 身体所見では，頻脈，徐脈，不整脈，心音微弱，奔馬調律（Ⅲ音やⅣ音），心膜摩擦音，収縮期雑音などがみられる．
3. 通常，心電図は経過中に何らかの異常所見を示す．所見としては，Ⅰ～Ⅲ度の房室ブロック，心室内伝導障害（QRS幅の拡大），R波減高，異常Q波，ST-T波の変化，低電位差，期外収縮の多発，上室頻拍，心房細動，洞停止，心室頻拍，心室細動，心静止など多彩である．
4. 心エコー図では，局所的あるいはびまん性に壁肥厚や壁運動低下がみられ，心腔狭小化や心膜液貯留を認める．
5. 血清中に心筋構成蛋白（心筋トロポニンTやCK-MB）を検出できる．CRPの上昇，白血球の増多も認める．特に，全血を用いたトロポニンTの早期検出は有用である．
6. 上記の第2～5の四項目所見は数時間単位で変動する．被疑患者では経時的な観察が必要である．また，徐脈の出現，QRS幅の拡大，期外収縮の多発，壁肥厚や壁運動低下の増強，トロポニンTの高値，トロポニンT値が持続亢進する患者は心肺危機の恐れがある．
7. 最終的に，急性心筋梗塞との鑑別診断が不可欠である．
8. 心内膜心筋生検による組織像[4]の検出は診断を確定する．ただし，組織像が検出されなくても本症を除外できない．
9. 急性期と寛解期に採取したペア血清におけるウイルス抗体価の4倍以上の変動は病因検索にときに有用である．ウイルス感染との証明にはpolymerase chain reaction（PCR）法を用いた心筋からのウイルスゲノム検出が用いられる．加えて，咽頭スワブ，尿，糞便，血液，とりわけ心膜液や心筋組織からのウイルス分離またはウイルス抗原同定は直接的根拠となる．

注1）心症状：胸痛，失神，呼吸困難，動悸，ショック，けいれん，チアノーゼ
　2）かぜ様症状：発熱，頭痛，咳嗽，咽頭痛など
　3）消化器症状：悪心，嘔吐，腹痛，下痢など
　4）表2参照

（2002-2003年合同研究班報告「急性および慢性心筋炎の診断・治療に関するガイドライン」より引用，一部改変）

表2　心内膜心筋生検による急性心筋炎の診断基準

1．多数の大小単核細胞の浸潤[1]（ときに少数の多核白血球，多核巨細胞の出現）．
2．心筋細胞の断裂，融解，消失．
3．間質の浮腫（ときに線維化）．

注1）浸潤細胞と心筋細胞の接近がしばしばみられる．
（付）
より確実な診断のための条件
　1．ウイルス性感染を思わせる症状発現後早期に心筋生検を行う．
　2．生検による経時的観察は病態や治療効果の判定に有用である．
　3．生検標本3個以上が好ましい．標本を多数の割面で観察する．
　4．電子顕微鏡，免疫組織学的手法はより詳細な情報を提供し得る．
（2002-2003年合同研究班報告「急性および慢性心筋炎の診断・治療に関するガイドライン」より引用）

クリティカルポイント

上背部痛や心窩部痛を訴える場合でも，虚血性心疾患の可能性あり．胸部疾患などの既往症の確認や，心電図検査の実施を．

ケース3-2　上背部痛および心窩部痛を訴えた患者が，点滴開始直後に急変した事例（最高裁平成12年9月22日判決，裁判所ホームページ判例検索・判例時報1728号31ページ）

患　者　男性
経　過　平成元年7月8日
　　　午前4時30分ころ：突然の背部痛で目が覚める．症状はしばらくして軽快．その後，**A病院**に自動車で向かったが，途中で背部痛が再発．
　　　午前5時30分ころ：**A病院**受診し，上背部痛および心窩部痛を訴える．
　　　担当医師：診察にて心窩部に圧痛（＋），心雑音（－），不整脈（－）．血圧，脈拍，体温などの測定や心電図検査は行わず．急性膵炎を考え，鎮痛薬を筋肉内注射し，急性膵炎に対する薬の点滴を開始．
　　　約5分後：突然，呼吸が停止するなど急変．救急措置が行われたが，午前7時45分ころ，死亡確認．
遺族側　担当医師は適切な医療を行わなかったなどと提訴．
原審（東京高裁平成8年9月26日判決）の判断
担当医師は，医療水準にかなった医療を行っておらず，患者は適切な医療を受ける機会を不当に奪われ，精神的苦痛を被ったとして，**A病院**側に損害賠償約220万円の支払いを命じる．
A病院側　判決を不服として，上告．
最高裁の判断
上告棄却
・患者は自宅で狭心症発作に見舞われ，病院に向かう車内で心筋梗塞に移行，点滴中に致死性不整脈を生じ，死亡．
・担当医師は，胸部疾患の可能性のある患者に対して，既往症などの確認，血圧，脈拍，体温などの測定を行い，ニトログリセリン（硝酸薬）の舌下投与を行いつつ，心電図検査を行うべきであった．

- 心電図などから心筋梗塞の確定診断がついた場合には，静脈留置針による血管確保，酸素吸入その他の治療行為を開始し，致死性不整脈またはその前兆が現れた場合には，リドカイン（キシロカイン®）などの抗不整脈薬を投与すべきであった．

* * *

　この事例では，担当医師は患者に対し，触診および聴診を行っただけで，胸部疾患などの既往症を聞き出したり，血圧，脈拍，体温などの測定や心電図検査を行うなどの，胸部疾患の可能性のある患者に対する初期対応として行うべき基本的なことを行っていないと判断されています．しかし，点滴開始直後に患者が急変しており，これら基本的な診療を行ったとしても救命できたかどうかが争点の一つでした．高裁は，担当医師が患者に対して適切な医療を行った場合には，患者を救命できた高度の蓋然性までは認めることはできないが，これを救命できた可能性はあったと判断し，患者は適切な医療を受ける機会を不当に奪われ，精神的苦痛を被ったとして，病院側に慰謝料などの支払いを命じました．病院側が，これを不服として上告したのですが，最高裁は「医療水準にかなった医療が行われていたならば患者がその死亡の時点においてなお生存していた相当程度の可能性の存在が証明されるときは，医師は，患者に対し，不法行為による損害を賠償する責任を負う」と述べ，病院側の上告を棄却しました．すなわち，高裁の判断を是認し，病院側は慰謝料などを支払うべきという判断を示しました．

　典型的な胸痛症状を示す急性心筋梗塞は約60％しかないといわれています．この事例のように心窩部痛を示す場合や，咽頭部・下顎部痛，左腕内側の痛みを示す場合があります．高齢者や糖尿病患者には，痛みを示さない場合も多く認められます．そのため，米国では，急性心筋梗塞の患者が「帰宅してよい」と誤診される例が4〜13％あるといわれています．喫煙者，高血圧，肥満，糖尿病，45歳以上の男性など，動脈硬化の危険因子を複数持つ人は特に注意が必要です．心窩部痛などを訴える患者をみたときには，心筋梗塞も必ず念頭におき，既往症の確認や血圧，脈拍，体温などの測定や，心電図検査などを実施しましょう．

! クリティカルポイント

症状が虚血性心疾患に典型的なものであれば，心電図に虚血性変化がなくても，すぐに循環器科医に相談もしくは転送を．心電図に虚血性変化がなくても，虚血性心疾患のことあり．

ケース 3-3　胸痛の原因を肋間神経痛疑いと診断し治療した患者が，実は虚血性心疾患であり，翌日死亡した事例（大阪地裁平成7年9月4日判決，判例タイムズ914号234ページ）

患　者　60歳，男性
経　過　平成元年4月21日ころ以降：胸に息苦しさあり．
　　　　　平成元年4月23日午後11時ころ：胸痛のため，**A病院**に救急車で搬送される．救急隊員に，胸痛が治まらないと伝える．
　　　　　患者：左胸痛を訴え，左上腕部にも痛みがひびくと述べる．

内科当直のB医師（専門は麻酔科）：診察にて肺および心臓に異常（-）．血圧152/90 mmHg，脈拍数84/分，心電図検査：完全右脚ブロック．
患者：昔に肋間神経痛と一度いわれたことがあると述べる．
B医師：肋間神経痛疑いと診断し（ただし，肋間神経の圧痛点の確認は行わず），ニフラン® およびロキソニン®（ともに鎮痛・解熱薬）を処方．痛みが持続または強くなるようであれば，来院するように伝え，帰宅させる．
翌24日午前8時ころ：胸痛持続のため，救急車にてA病院に搬送．
C医師（内科）：診察．肺および心臓に異常（-），血圧132/80 mmHg，不整脈（-）．検査入院となる．
午前10時30分ころ：病室に入る．胸苦および胸痛，左上腕および左背部の差し込むような痛みを訴える．C医師の指示により，メナミン®（鎮痛・解熱薬）注射．
午前10時45分ころ：心電図検査実施．
午前11時10分ころ
C医師：心電図検査の結果をみたところ，心筋梗塞の所見（+）．酸素吸入などを開始．治療開始直後にショック状態となる．
午後0時5分：死亡．
病理解剖：死因は心筋梗塞による心破裂．

遺族側 4月23日の**B医師の診察時**，すでに狭心症に罹患していたのに，**B医師**が肋間神経痛疑いと誤診したと提訴．

裁判所の判断
遺族側請求認容（**A病院**側敗訴）損害賠償額約430万円
・患者は23日にA病院に搬送された際，不安定狭心症に罹患していた．
・23日の受診時にB医師は，胸痛発作の性状などについて十分な問診をすべきであり，安易に狭心症の疑いを否定し，圧痛点の確認をしないまま，肋間神経痛疑いと診断すべきではなかった．

* * *

　この事例は，狭心症を肋間神経痛疑いと誤診したために，患者が死亡した事例です．この事例のように，急に発症した狭心症は急性心筋梗塞の発症や急死につながりますから，注意が必要です．この事例では，心電図に虚血性変化がなかったことなどから，B医師は，狭心症の可能性を否定してしまったように思われますが，すべての狭心症患者が心電図に変化を示すわけでもありません．心電図に虚血性変化がなかったことを理由に，虚血性心疾患を否定することは危険な場合があります．この事例では，B医師は心電図検査を行っていることを考えると，虚血性心疾患の可能性は念頭にあったものと思われます．しかも，患者の訴えている症状は，左全胸部痛および左上腕部への放散痛と虚血性心疾患に典型的なものですから，心電図検査に虚血性変化がなかったことをもって，安易に虚血性心疾患を否定すべきではなく，すぐに循環器科医に相談するか，もしくは，適切な病院に搬送していれば経過は違ったものになっていたでしょう．

　ところで，肋間神経痛は胸髄から出た12対の胸神経の前枝（肋間神経）のうち，特定の末梢神経領域に限局した痛みが数秒〜数分，発作的に出現し，間欠期にはまったく無症状のものを指します．肋間神経の診断には，肋間神経が表面に出入りする部位の近くに圧痛があるかどうかを確認する方法が用いられます．痛みを認める肋間に沿って圧痛点があり，胸骨縁にもっとも強い圧痛を認めることが多いとされています．

判決では，B医師は胸痛発作の性状などについて十分な問診をすべきであったと述べられています．その理由として，B医師が肋間神経痛疑いと診断したときのカルテには，患者の胸痛発作の性状，誘因，時間帯，経過についての記載がなされておらず，肋間神経痛と診断するために必要な圧痛点を確認したことの記載もなされていなかったことがあげられています．

なお，この判決では述べられていませんが，翌日対応したC医師の対応にも問題があったように思われます．左上腕および左背部の差し込むような痛みを訴える患者に対し，すぐに心電図検査を行わず，メナミン®の注射を行っている点などは，不適切だったと思われます．翌日，再搬送されてきた時点で，すぐに心電図検査を行い所見を確認していれば，心筋梗塞の所見が認められていたと思われます．早期に適切な対応がなされていれば，患者は死亡しなかった可能性もあったと思われます．

この事例では，患者は23日のA病院に搬送された際，不安定狭心症に罹患していたと認定されています．不安定狭心症は他の狭心症と比較して，急性心筋梗塞への移行や急死する危険性が高いことがわかっています．急性心筋梗塞の約半数に前触れ的な狭心症の発生や，これまであった狭心症の悪化があります．

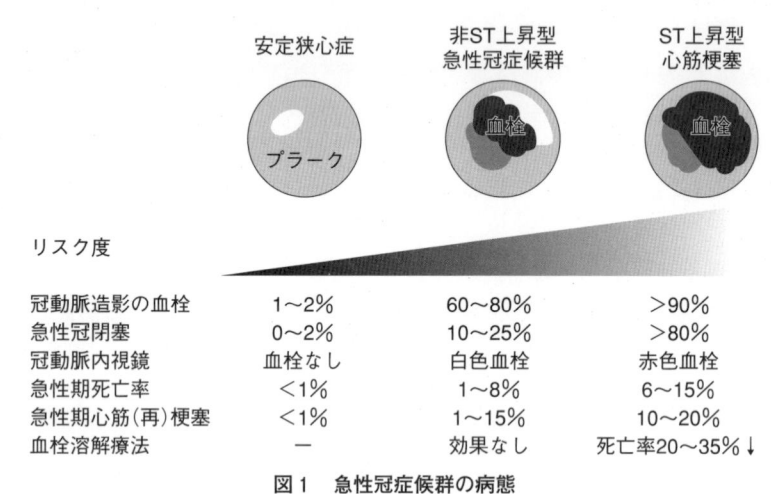

	安定狭心症	非ST上昇型急性冠症候群	ST上昇型心筋梗塞
冠動脈造影の血栓	1〜2%	60〜80%	>90%
急性冠閉塞	0〜2%	10〜25%	>80%
冠動脈内視鏡	血栓なし	白色血栓	赤色血栓
急性期死亡率	<1%	1〜8%	6〜15%
急性期心筋(再)梗塞	<1%	1〜15%	10〜20%
血栓溶解療法	—	効果なし	死亡率20〜35%↓

図1 急性冠症候群の病態
（山本　剛．日本臨牀 64：617-623, 2006 より引用，一部改変）

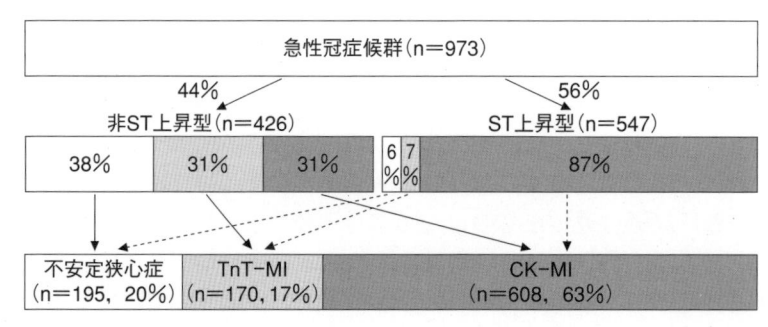

図2 急性冠症候群のST上昇の有無およびCK上昇・トロポニンT陽性の関係
（山本　剛．日本臨牀 64：617-623, 2006 より引用，一部改変）

3．循環器疾患

> **⚠ クリティカルポイント**
>
> 長期に投与されてきたカルシウム拮抗薬や硝酸薬は急に中止しない．中止後すぐに心筋虚血発作を生じることあり．

ケース 3-4 心臓疾患に対する投薬内容を変更した直後，患者が急変した事例（神戸地裁平成8年7月8日判決，判例時報1626号106ページ）

患　者　大正15年生まれ，男性

経　過　昭和63年1月20日（62歳時）：出張先で胸痛が出現し，**A**病院に緊急入院．心不全（心房細動），肺水腫と診断される．治療により，正常調律に戻る．心臓カテーテル検査および冠動脈造影検査実施．冠動脈像は正常（エルゴノビン負荷試験は行われず）．ニトロール®R（硝酸薬），アダラート®（カルシウム拮抗薬），ラニラピッド®（強心薬），小児用バファリン®（アスピリン），リスモダン®（抗不整脈薬），タガメット®（H₂受容体拮抗薬）を処方される．

1月27日：退院．

昭和63年2月以降：月1回別の**B**病院に外来通院開始．処方内容は**A**病院のものと同じ．

昭和63年10月17日：**B**病院の紹介状を持って，さらに別の**C**病院を受診．

D医師：持参した**A**病院での心臓カテーテル検査と冠動脈造影検査のビデオテープ，心エコー検査などの結果から，中等度の僧帽弁狭窄症と診断．狭心症については否定的と判断．ニトロール®R，アダラート®，リスモダン®，タガメット®を中止，フルイトラン®（利尿薬）を処方．

10月18日（**C**病院受診翌日）午後5時過ぎ：胸部圧迫感，両肩甲骨部痛を訴え，再度**C**病院を受診．血圧154/80 mmHg，不整脈（−），脈拍47〜50/分，心電図検査Ⅱ，Ⅲ，aVf，V4〜6にST低下（＋）．

D医師：心電図検査のST低下はジギタリスの影響と考える．硫酸アトロピンを1アンプル静脈注射．症状やや軽快（脈拍は66/分）．患者を帰宅させる．

同日午後7時30分ころ：急に呼吸停止し，**C**病院に緊急搬送．心室細動を生じており，緊急蘇生術実施．心臓は正常リズムに戻るが，意識回復せず．

平成3年11月：転院先の病院で肺炎により死亡．

遺族側　**C**病院に対し，**D**医師にニトロール®Rおよびアダラート®を中止した過失や再診時の処置に過失があったと提訴．

裁判所の判断

遺族側請求認容（**C**病院側敗訴）損害賠償額約1億4,000万円

- 10月18日の発作は，ニトロール®Rおよびアダラート®中止による不安定狭心症または切迫性心筋梗塞と思われる病態が発現したことによる．
- 再診時には，患者は狭心症にみられる症状を呈しており，心電図でも心筋虚血を疑わせるような異常波を示していたこと，これら異常はニトロール®Rおよびアダラート®を中止して間もなく発現したことなどから，**D**医師は，少なくとも再診時には狭心症（心筋虚血）発作を予見すべきであった．

・D医師は，少なくとも再診時には，ニトログリセリン（硝酸薬）またはニトロール®を投与し，患者の自覚症状および心電図変化を観察し，その改善がみられないときには集中治療室に入院させ，積極的な薬物治療を行うべきであった．

* * *

　この事例は，以前より継続的に投与されていたニトロール®Rやアダラート®が急に中止されたことにより，不安定狭心症あるいは切迫性心筋梗塞と思われる病態が発現したと判断された事例です．D医師は，検査で異常が出ない場合もあるのですから，検査結果だけで（しかもこの事例では，エルゴノビン負荷試験は行われておらず，検査が実施されていたとはいえませんでした），安易に狭心症を否定すべきではなかったと判断されています．さらに，再診時の診断の誤りや，それに伴う治療面での誤りが指摘されています．適切な診断・治療がなされていれば，患者の死亡は回避できた可能性があったと思われます．
　アダラート®については，その添付文書に，「カルシウム拮抗剤の投与を急に中止したとき，症状が悪化した症例が報告されているので，本剤の休薬を要する場合は徐々に減量し，観察を十分に行う」とあります．ニトロール®Rの添付文書にも同様の内容が記載されています．処方を変更する際には，細心の注意が必要です．また，これらの薬剤を投与中には，患者に対し，医師の指示なしに服薬を中止しないよう注意する必要もあります．なお，タガメット®の薬剤相互作用として，アダラート®などのカルシウム拮抗薬やリドカイン（キシロカイン®）などの抗不整脈薬，ワーファリン®などの抗凝固薬などの血中濃度を高めることが添付文書に記載されています．
　長期に投与されていた薬剤を一気に中止するなどすると，この事例のように急変をきたすことがあります．患者が新たに紹介されてきた場合などは，前医の処方に疑問を感じたとしても，長期に投与されてきた薬剤に関しては，徐々に変更するほうがよいように思われます．

! クリティカルポイント

自分の症状を正確に認識しないまま入院を拒否している患者に突然死の可能性があるのなら，そのことも含めて患者の病態を正確に説明し，とにかく入院するよう説得するように．

ケース 3-5　自分の症状を正確に認識せず入院を拒否しているうっ血性心不全の患者が，突然死した事例
（東京地裁平成18年10月18日判決，判例時報1982号102ページ）

患　者	昭和28年生まれ，男性
既往歴	昭和37年（8歳時）：大動脈弁狭窄症と診断される．
	昭和47年（18歳時）：心拡大の進行などのため，手術治療を考慮すると医師に判断される．
経　過	平成12年6月15日（46歳時）：著明な下肢浮腫，動悸，息切れなどのため，**A医院**受診．
	A医師：うっ血性心不全を認めたため，ジゴシン®（心不全治療薬），ラシックス®（利尿薬），などを処方．
	6月16日

A医師：血液検査，X線検査などの結果から胆嚢腫瘍の疑いとして，**B病院**外科に紹介．
患者：**B病院**外科受診．エコーにて，肝，胆嚢に明瞭な異常を認めず，うっ血性心不全の所見あり．B病院内科に紹介となる．
<u>7月1日（47歳時）</u>：**B病院**内科受診．胸部X線写真にて心胸郭比68.8%，肺うっ血（+）．心電図にて左室肥大，巨大陰性T波，I度房室ブロック．問診に対し，自覚症状なく，駅の階段を上がるときも特段の問題がないと答える．
C医師：患者に対し，客観的所見と聴取内容が矛盾することを指摘したが，患者の発言内容は変わらず．大動脈弁閉鎖不全症によるうっ血性心不全があり，即日入院して精査する必要ありと説明．突然死の危険性についての説明はなし．
患者：仕事が多忙で会社を休めない，入院はできないと答える．
C医師：7月6日に心エコーを予約，**A医院**の薬を規則正しく服用するよう指導．
<u>7月6日</u>：心エコー実施．左室拡張期末期径（LVDd）68 mm（基準値：40～55），左室収縮期末期径（LVDs）61 mm（基準値：22～44），左室内径短縮率（FS）10%（24～46）．
患者：C医師に対し，気分的には改善しており楽になったと述べる．
C医師：下肢に浮腫を認めることなどから，再度入院を勧める．
患者：仕事が多忙であることを理由に拒否．7月22日，29日と外来受診．
<u>8月5日</u>：心エコー実施．LVDd 69 mm，LVDs 65 mm，FS 6%．
<u>8月26日</u>：5日の心エコーの結果と内服状況を確認，経過をみることとし，次回9月30日の外来予約．
<u>9月2日18時</u>：家族が居室内に倒れているのを発見．救急搬送されたが，19時，死亡確認．

遺族側 B病院C医師に入院を説得しなかった過失があったなどと提訴．

裁判所の判断
遺族側請求認容（**病院側敗訴**）損害賠償額6,000万円
- C医師は，患者に自覚症状がないはずはないとの認識のもと，これを否定する患者の発言が不自然であると感じていたのであるから，患者が自己の病態について正確に認識しておらず，その誤解に基づき，入院を拒否していることを容易に認識し得た．
- C医師は，患者に対し，突然死の危険があることを説明すべきであった．
- C医師は，患者はそのままでは突然死する危険があったにもかかわらず，誤解に基づく不合理な対応をしていることを認識していたのであるから，そのことを紹介者であるA医師や患者の妻に告げて，患者の誤解を解くための協力を求めるべきであった．
- C医師は，患者の病態を正確に説明したうえ，たとえば8月に夏休みをとってもらい，その際に一時的にでも入院することを提案するなど，とにかく入院を実現させるよう説得すべきであった．
- C医師は，8月26日の診察の際に，自分がぜひ必要と考える入院加療を実現できなかったのであるから，そのまま経過をみるとの判断を示すことなく，自己の方針に従うか他医への転医かの選択を求めるべきであった．

* * *

　この事例は，入院を拒否していたうっ血性心不全の患者が突然死し，患者に対する病状の説明内容が問題とされたものです．患者自身は，自ら心臓に疾患を抱えているとの認識こそあれ，その疾患がそれほど重大なものではないと認識し，当時の所属する会社の地位および状況から，自らが仕事を休むわけにはいかないと考え，入院を拒否していたようです．入院を拒否するような患者はいますが，この事例は，入院が必要な患者が自分の病状

を正しく認識していない場合，どのように接すべきかを示しています．

この事例では，7月1日に患者が入院していれば，患者の状態はその後安定し，弁置換術の適応となる可能性が高く，遅くとも最後の外来受診日である8月5日までに入院すれば，9月2日において死亡することはなかったと認定されています．C医師は，患者に対し，突然死の可能性があると説明しておらず，単に抽象的に入院精査の必要があることを告げたにとどまっており，患者に対する説明が不十分であったと判断されています．また，C医師は，患者はそのままでは突然死する危険があり，誤解に基づく不合理な対応をしていることを認識していたのにもかかわらず，そのことを紹介者であるA医師や患者の妻に告げて，患者の誤解を解くための協力を求めることをしなかったことは，患者の誤解を解くために適切な説明をすべき義務を果たしたとはいえないと述べられています．つまり，病状が悪く入院加療が必要な患者が，自分の病状の誤解から入院を拒否した場合には，患者本人に単に入院精査の必要があると告げるだけでは十分ではなく，突然死の危険性があればそのことも含め患者の病態を正確に説明し，それでも，入院を拒否するような場合には，紹介医や家族に連絡し，患者の誤解を解き，適切な治療を受けるよう協力を求めるなど，担当医師は患者の周囲の人にも働きかける必要があることをこの判決は示しています．もちろん，患者は突然死について説明を受けたとしても，入院を拒否する場合もあるでしょう．しかし，その場合は，同じ経過をたどったとしても，その死に対する家族側の理解は違ったものになるように思われます．

近年，医師の患者側に対する説明内容が問題となる訴訟事例が増えています．裁判所は，「患者は，人格権の一内容として，自己の行動について自ら決める権利を有しているから，特定の治療を受けるにあたっても，当該治療の性質，それによる効果，自らの身体状況等に鑑み，自ら納得のうえで，当該治療を選択するか否かを決定すべきものである・・・治療を行う医師としては，患者に対して，治療を受けるべきか否かを判断するのに十分な情報を説明すべき義務がある」と述べています．すなわち，患者の自己決定に必要な情報を与えないことは，その患者の人格権の侵害になるということです．しかし，よくいわれることですが，「患者の自己決定に必要な情報」の伝え方は，大変難しいものです．多くの場合，患者は医療に関して素人です．医療の専門家としての意見も加えながら，患者にとって必要な情報を正確にかつ分かりやすく伝えることができる，そんな説明上手な医師でありたいものです．

以下に，心不全患者における突然死の割合に関するデータを示します．NYHA分類ごとの突然死の割合が示されていますが，どのステージにおいても，突然死の頻度は高く，NYHA ⅡおよびⅢでは，その死亡の過半数を超えます．

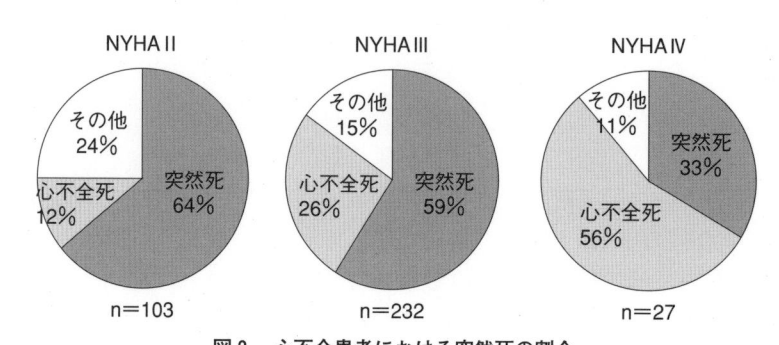

NYHA Ⅱ (n=103): 突然死 64%, 心不全死 12%, その他 24%
NYHA Ⅲ (n=232): 突然死 59%, 心不全死 26%, その他 15%
NYHA Ⅳ (n=27): 突然死 33%, 心不全死 56%, その他 11%

図3　心不全患者における突然死の割合
(MERIT-HF Study Group. Lancet 353：2001-2007, 1999 より引用，一部改変)

3．循環器疾患

> **！ クリティカルポイント**
>
> 救急外来を受診した患者が，治療が終了しても状態があまり改善していない場合には，看護師に連絡してもらうよう指示を与え，必ずその患者の様子を確認するように．

ケース 3-6　急性アルコール中毒の治療をし帰宅させた大学生が，帰宅直後に死亡した事例（高松高裁平成18年9月15日判決，判例時報1981号40ページ）

患　者　22歳，男性，大学生

経　過　平成10年11月21日：午後7時10分以降：友人らと飲食．ビール中ジョッキ4杯半＋果実酒コップ半分を飲む．

　　　午後9時30分ころ：嘔吐，血のようなものを吐き，友人らがA病院に連れて行く．

　　　午後10時28分ころ：A病院到着，友人に支えられながら歩行．

　　　午後10時40分ころ：B医師診察：血圧，脈拍正常．外傷（－），湿性ラ音（－），心雑音（－）．問いかけに返答あり．友人らに飲酒量確認．急性アルコール中毒と判断し，ラクテック®G 500 mL＋ヴィーン®D 500 mLの点滴指示．

　　　午後11時40分ころ：嘔吐，吐物にコーヒー残渣用の血液混入．

　　　B医師：点滴内にアドナ®，トランサミン®（ともに止血薬）追加．

　　　その後：家族来院．

　　　B医師：急性アルコール中毒，胃にびらんを生じている可能性などについて説明．潰瘍の既往について確認したところ，ないとのこと．点滴が終わったら，連れて帰るよう指示．

　　　午前0時30分：点滴終了．医師の診察はなし．診察室から出た後，「えらい」といって，院内の長いすで2, 3分横になる．ふらふらしているため，支えられてトイレへ．嘔吐（＋）．

　　　家族：「血を吐いたので診てほしい」．

　　　看護師：「止血剤を打っているから大丈夫です」．

　　　患者および家族：そのまま，車に乗せて帰宅．

　　　午前1時20分すぎ：患者を車から自宅内に運び込んだところ，心停止状態．救急車要請，心肺蘇生実施されたが，死亡．

　　　解剖所見：主病変：肺水腫（肺重量：正常の3倍），副病変：小腸に少量の血液．出血源は胃体上部．

遺族側　A病院に対し，必要な経過観察などを怠った過失があったなどと提訴．

裁判所の判断

遺族側請求認容（A病院側敗訴）損害賠償額約8,800万円

・患者は，アルコール中毒に起因してアルコール性心筋症などを生じて急性心不全となり，急性肺水腫を発症し，急性呼吸不全で死亡．

・患者の急性アルコール中毒の症状の改善がなく，家族からも再度の診察を求められたのであるから，治療が終了して帰宅させる際，アルコール性心筋症などの発症を疑い，再度患者を診察すべきであった．

・治療終了後に診察がされていれば，アルコール性心筋症などの発症を防止することができたか，あるいは，これらが発症したとしても，急性肺水腫の発症までには至らなかった蓋然性があった．

*　*　*

　当直中に急性アルコール中毒の患者が受診してくるということは多いことかと思います．多くの場合，この事例のように，点滴をして帰宅させるということがなされていると思います．しかし，まれではありますが，この事例のような経過をたどる例もあることを知っておくべきでしょう．

　この事例では，点滴終了後も全身状態は不良であり，家族が看護師に再度の医師の診察を依頼しています．しかし，看護師は「大丈夫です」と答え，帰宅させています．この時点で，病院で経過観察していれば，経過は変わっていた可能性があります．判決でも，1回目の診察から約50分経過後の診察においても意識や運動能力の回復が遅く，治療終了後も血を吐き，しんどいと訴え，自力歩行もできないといった状態であって急性アルコール中毒症状の改善がなく，また，家族から再度の診察を求められたのであるから，アルコール性心筋症などの発症を疑い，再度，患者を診察すべき義務があったのにこれを怠った過失があると判断されています．また，担当医師は，患者の退院時の状態や再度診察の依頼を看護師からただちに報告されなかったとしても，患者の退院直後には報告を受け，その報告内容をとがめていないのであるから，看護師が担当医師の指示に反して患者を退院させたとはいえず，担当医師の責任を左右するものではないとされています．

　この事例の死因については，アルコール中毒に起因してアルコール性心筋症などを生じて急性心不全となり，急性肺水腫を発症し，急性呼吸不全で死亡したと認定されました．裁判では，慢性のアルコール飲酒者や心疾患を基礎疾患として有する患者を除き，アルコールの直接作用により急性心不全は生じないとする医師の意見書が提出されています．しかし，裁判所がアルコール性心筋症などを生じたと判断した理由としては，その医師の意見書に添付された資料に，アルコールは，付き合いによる飲酒のように健康な人が少量を摂取した場合でさえ，無症候的な心機能障害を起こし得ること，現在ではアルコールによる心筋障害がアルコールあるいはその代謝物の直接作用によって起こることが明白であること，近年若年者での急性アルコール中毒による急死が問題となったこともあり，油断してはならないことなどが指摘されていることがあげられています．死因に関しては，アルコール性心筋症以外に，アルコール中毒では末梢血管が拡張するため低温環境下では体温が低下しやすいことなどから重篤な低体温が心機能低下を引き起こした可能性や嘔吐を繰り返していたことからアシドーシスが存在した可能性，やや早かった点滴速度が経過に悪影響を与えた可能性が指摘されています．

　この事例では，裁判所は，急性アルコール中毒患者に限らず救急患者を治療終了後，帰宅させる際の医師の義務を述べている点も重要です．それは，帰宅前には必ず患者の様子を確認する必要があるということです．この事例の場合，通常の急性アルコール中毒では時間とともに（数時間ないし半日で），意識，運動能力ともに改善していくのであるから，その改善ぶりを確認する必要があったと述べられています．しかし，現実的に，医師がすべての救急患者を帰宅前に様子の確認を行うことは困難と思われます．担当看護師に治療終了にもかかわらず，状態が改善していないような患者については，必ず連絡してもらうよう指示し，そのような患者は必ず再度の診察を行うようにするのが，現実的な対応かと思います．

　次ページに，急性アルコール中毒による死亡について，東京都監察医務院の昭和62年～平成3年までのデータを紹介します．

3. 循環器疾患

①急性アルコール中毒死者年齢分布

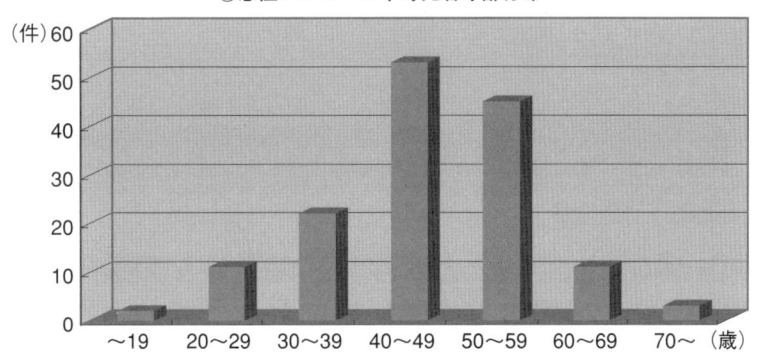

＊40歳代のいわゆる中年にピークがある．一方，救急車で搬送される急性アルコール中毒患者は20歳代が目立って多い（約40％）．ピークが一致しないのはアルコールの代謝能力，心循環器系の予備能力の低下，基礎疾患の有無などの違いが影響しているものと思われる．

②急性アルコール中毒死者数の月別分布

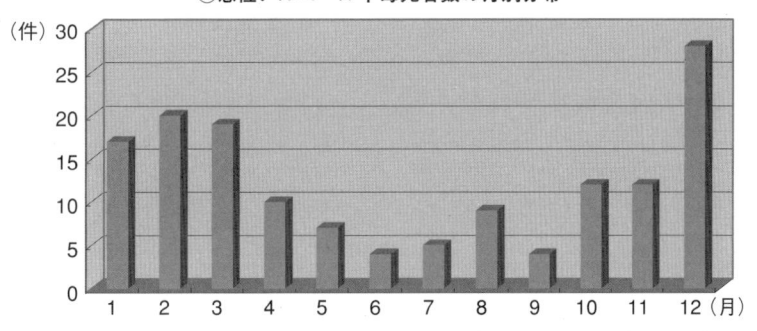

＊12月をピークに秋から春先にかけて多い．これは，急性アルコール中毒による死亡メカニズムに飲酒量のみならず，外気温などの環境が影響していることが考えられる（今回の事例も11月下旬と晩秋）．

図4　急性アルコール中毒死の特徴
（東京都監察医務院の昭和62年〜平成3年のデータから，全147例）

第2部 外来編

4. 消化器疾患

> **！クリティカルポイント**
>
> 鎮痛・解熱薬の注射をしたときは，帰院後すぐに鎮痛・解熱薬の内服をしないよう指導を．薬剤の投与量が過量となって，中毒を起こすことあり．

ケース4-1 嘔吐，発熱に対して鎮痛・解熱薬を注射し内服薬を処方し帰宅させた患者が，自室アパートで死亡していた事例（福岡高裁平成14年8月29日判決，裁判所ホームページ判例検索）

患　者 21歳，男性（大学生）
経　過 平成5年5月：嘔吐および発熱を訴え，A医院を受診．
担当医師：「感冒による消化器症状」と診断し，オベロン®（鎮痛・解熱薬）1アンプルを皮下注射し，ナウゼリン®（制吐薬），ポンタール®（鎮痛・解熱薬），次硝酸ビスマス（止瀉薬），フェナセチン®（鎮痛・解熱薬）を処方し，帰宅させる．
受診3日後：自室アパートで死亡しているのが発見される．部屋には，一口ほど食べた跡のある弁当と封が切られ中身がなくなっている薬の包みあり．
遺族側 A医院担当医師の診療に過失があったと提訴．
裁判所の判断
遺族側請求認容（A医院側敗訴）損害賠償額約3,700万円
・帰院後30分～1時間程度後に，自宅でポンタール®，フェナセチン®などを内服した可能性が高い．
・死因はオベロン®，ポンタール®およびフェナセチン®の複合作用による薬剤（オベロン®）の異常中毒と推認．
・薬剤の投与量が過量にならないよう，帰院後すぐの内服はしないように投与方法をきちんと説明すべきであった．

* * *

　相互副作用発現の危険性から同効解熱剤の併用は避けるべきとされています．オベロン®の添付文書にも相互副作用発現の危険性から同効鎮痛・解熱薬の併用を避けるよう指示されていました．この事例では，オベロン®の注射がなされ，担当医から特別な指示がなかったため，帰院後すぐに処方されたポンタール®，フェナセチン®などを内服し，薬剤の中毒を発症し，死亡したと推認されました．担当医師には，注射をしているため，帰院後すぐは内服薬を内服せず，適切な間をあけてから開始するよう指示する必要があり，そうしていれば，患者の死亡を避けることができたと判断されています．
　訴訟事例の中には，薬剤の添付文書に記載されていることが順守されず，患者に薬剤を投与し，患者に副作用が生じた場合も多々あります．薬剤の添付文書は必ず読むようにし

ておきましょう．注意事項を順守することが，まさに事故防止につながります．
　ここでは，鎮痛・解熱薬中毒に関連して，アスピリン中毒およびアセトアミノフェン中毒について，簡略に説明します．

アスピリン中毒

　アスピリンや類似したサリチル酸塩は，過剰に摂取すると急速に中毒を起こすことがある．しかし，アスピリン中毒で多いのは，繰り返し内服することで徐々に進行するケースである．

症　状
　急性アスピリン中毒では，まず吐き気と嘔吐が認められることが多く，次いで，呼吸促迫，耳鳴り，発汗といった症状が出現し，発熱することもある．中毒が重症の場合には，血圧低下，眠気，錯乱，けいれん発作，呼吸困難などの症状が認められる．
　アスピリン中毒がゆるやかに進行する場合（アスピリンを繰り返し内服して中毒域に達する場合）は，数日〜数週間かけて症状が現れ，眠気，錯乱，幻覚がもっとも多くみられる．呼吸が速くなり，ふらつき，息切れが生じることがある．

診　断
　血液中のアスピリン濃度測定．重症度判定のために，動脈血分析を行う．

治　療
　アスピリンを吸収する活性炭を投与する．中等度から重度の中毒では，炭酸水素ナトリウム（メイロン®）を含む輸液を行う．このような治療を行っても改善しない場合は，血液透析を行い，血液中からアスピリンを除去する．

アセトアミノフェン中毒

　アセトアミノフェンを含有する薬剤は，市販の鎮痛薬を含めて100種類以上ある．アセトアミノフェンは非常に安全な薬剤であるが，多量のアセトアミノフェンを内服すると，中毒を生じる．アセトアミノフェン中毒では，肝障害を起こし，次いで，肝不全を生じる．

症　状
　アセトアミノフェン中毒は，症状は4段階で進行する．
- 第1期（最初の数時間）：時に嘔吐を認める以外，症状なし．
- 第2期（24時間後）：吐き気，嘔吐，腹痛を認める．血液検査：肝機能異常（＋）．
- 第3期（2〜5日後）：高度の嘔吐，黄疸，出血．血液検査：肝機能異常（＋＋）．
- 第4期（5日目以降）：急速に回復するか，肝不全に至るかのどちらか．肝不全に至れば死亡することあり．

治　療
　アセトアミノフェンを摂取してから数時間以内であれば，活性炭を投与する．血液中のアセトアミノフェン濃度が高い場合は，アセチルシステインを経口投与して，アセトアミノフェンの毒性を軽減する．アセチルシステインは1〜数日間，繰り返し投与する．肝不全の治療が必要な場合もある．

> **クリティカルポイント**
>
> 胃内視鏡検査の際に投与する咽頭麻酔薬のキシロカイン®の量は，基準量（200 mg）を守るように．基準量を超える量を投与すると，中毒を起こすことあり．

ケース 4-2　胃内視鏡検査時のキシロカイン®の投与量が問題となった事例（東京高裁平成 6 年 10 月 20 日判決，判例時報 1534 号 42 ページ）

患　者　59 歳，男性
既往歴　気管支喘息あり
経　過　昭和 62 年 12 月 7 日：A 病院で胃内視鏡検査を受けることになる．A 病院の咽頭麻酔の方法は，キシロカイン®液 4％ 20 mL（キシロカイン® 800 mg 相当）でうがいをし，その 10 分後にキシロカイン®ビスカス 2％ 5 mL（同 100 mg 相当）を口に含むという方法．
　　　9 時 10 分ころ：キシロカイン®液 4％ 20 mL でうがい．
　　　9 時 30 分ころ：キシロカイン®ビスカス 2％ 5 mL を口に含んだまま，内視鏡検査台に横臥．担当医師が患者を左側臥位にし，内視鏡を挿入しようとしたところ，いびきをかき始め，ショック状態となる．
　　　担当医師：患者を検査室の隣にある回復室に運び，点滴路を確保．ソル・コーテフ®（ステロイド）を静注．数人の医師も駆けつける．
　　　9 時 40 分ころ：酸素 8 L を吸入させ，エアウエイを挿入，ネオフィリン®（気管支拡張薬）を投与したが，けいれん発生し，ボスミン®（昇圧薬），塩化カルシウム（カルシウム製剤），メイロン®（アシドーシス補正用製剤）を注射．
　　　9 時 50 分ころ：呼吸停止・心停止．気管内挿管し，心臓マッサージを開始．その後も蘇生措置がなされたが，午後 1 時 10 分，死亡確認．
遺族側　基準量（200 mg）を超えたキシロカイン®の投与（合計 900 mg）が死因であったと提訴．
裁判所の判断
遺族側請求認容（A 病院側敗訴）損害賠償額約 3,000 万円
・死因は基準量を超えたキシロカイン®の投与によるキシロカイン中毒（中枢神経に影響を与えた結果，死亡）．その理由として，①キシロカイン®の総使用量が多かったこと，②経過，③解剖所見：肺浮腫（＋），心筋梗塞（－），脳出血（－），④喘息，飲酒，喫煙による咽頭粘膜損傷のため，キシロカイン®の吸収が速かった可能性があげられる．
・基準量を大幅に超えるキシロカイン®を投与していたのであるから，キシロカイン中毒の発生がありうることを予測し，症状の発生の有無に常に注意を払い，症状の発生した場合には，即時に対応できる処理体制を準備しておくべきであった．
・キシロカイン中毒の発生を防ぐために，キシロカイン®の投与量を少なくするか，水で希釈するか，うがいに時間をかけるなどして一時に吸収されないように工夫すべきであった．

＊　＊　＊

　　キシロカイン®などの局所麻酔薬は，内視鏡検査の際，どの施設でも使われるもっとも一般的な薬剤です．しかし，内視鏡関連の死亡事故では，局所麻酔薬に関連したものがもっ

とも多いといわれており，注意を要する薬剤です．

　この事例では，まず，患者の死因が争われています．地裁は，患者が死亡するまでの症状の変化の中には，キシロカイン中毒の症状の典型的な変化と異なる部分があること，解剖所見が気管支喘息による死亡の所見と類似していることなどから，合理的な疑いをさしはさむ余地のないほど高度の蓋然性をもって，患者の死亡原因をキシロカイン中毒であると認めることはできないと判断して，遺族側の損害賠償の請求を棄却しました．一方，高裁は，局所麻酔薬中毒の場合には，中枢神経系の振え，多弁，興奮などの刺激症状が先に出現し，けいれん，錯乱を経て，意識喪失，呼吸停止に至ることが多いものの，局所麻酔薬中毒の症状の発現は多様であり，反応力の低下，傾眠などの中枢神経系の抑制症状から先に出現することもあるので，患者の症状は，局所麻酔薬中毒の典型的症状に合致していると判断しています．さらに，他の原因に関して，①脳卒中は，解剖の結果によると，脳には肉眼的に出血，梗塞などの病変はみられず，組織学的検査の結果でも神経節細胞の形態に著変はなかったことから，その可能性はない，②心筋梗塞は，症状の発現の経過に照らし，可能性は少ない，③高血圧は，解剖結果で高血圧性変化（心肥大，臓器内細動脈の硬化），動脈硬化が認められたものの，いずれも臓器不全をきたすほどの変化ではないため，高血圧に基づく直接死因の可能性は低い，④アナフィラキシーショックは，発疹や喉頭部浮腫の症状発現がなかったこと，患者が前年の検査のときに，アレルギー反応を起こしていないことから，その可能性は低い，⑤喘息は，患者の治療に携わった医師らはだれも喘息発作特有の呼吸パターン（喘鳴）を目撃していないし，解剖所見でも，気管支けいれん像の所見はなく，粘液も気管支や気管まで及んでいた所見もないことから，その可能性は低い，として，他の疾患が死因である可能性は低いと判断しています．

　判決文には，病院側は基準量を大幅に超えるキシロカイン®を投与していたのであるから，キシロカイン中毒の発生がありうることを予測し，症状の発生の有無に常に注意を払い，症状の発生した場合には，即時に対応できる処理体制を準備しておくべきであったと述べられています．判決文には，実際にこの事例において行われた救急対応において，具体的にどこをどうすべきであったといったような指摘はなされていませんが，キシロカイン中毒の場合，全身けいれんによる呼吸不全から心停止に至る例が多いため，全身けいれんを抗けいれん薬で止めて，呼吸管理を早期に行えば救命可能な例は多いとされています．この事例でも，けいれんを起こした後，呼吸停止・心停止を生じています．けいれん発症時に速やかにジアゼパム（セルシン®）などの抗けいれん薬を投与することや，より早期に気管内挿管を行うことが必要だったように思われます．患者の急変は，いつ生じるかわかりません．内視鏡室に救急セットを配備しておくことや，検査時に患者のモニタリングを十分に行うことなどして，患者の急変に即応できる体制をとっておくようにしましょう．なお，この事例では，おそらくアナフィラキシーショックを想定して治療が行われていると思われますが，昭和62年の事故であり，ステロイドが最初に投与されています．現在は，御存知の通り，アナフィラキシーショックに対しては，即座にアドレナリン（ボスミン®）の筋注がファーストチョイスとされています．

　また，判決文には，基準量を超えるキシロカイン®の投与それだけで過失があったとまでは述べられていないものの，基準量を著しく超えて局所麻酔薬を投与する場合には，麻酔薬中毒発生の危険性が高まっているのであるから，中毒発生を予防するために投与の量を少なくするか，水で希釈するか，うがいに時間をかけるなどして一時に吸収されないようにすべきであったと述べられています．しかし，中毒を避けるためには，キシロカイン®

投与の際に，その基準量を守るようにすべきと思われます．もちろん，キシロカイン®に対するアレルギー歴の確認は欠かさないようにしましょう．

以下に，キシロカイン®によるショックの主な原因であるキシロカイン中毒とアレルギー反応（アナフィラキシーショック）について，簡略に説明します．

キシロカイン®によるショック

1．キシロカイン中毒

過度の血中濃度の過度の上昇をきたす要因
① 過剰な投与
② 急速な吸収（粘膜や炎症・びらん・潰瘍性病変および血流の豊富な部位への投与）
③ 感受性の高い患者
④ 分解能の低下している患者（高齢者や肝疾患患者など）
⑤ 貧血や低蛋白血症の患者
など

症 状
発症時期により，
① 速効型：秒単位で起こり，通常はキシロカイン®の血管内投与によることが多いが，粘膜への大量使用後にも発症することがある．いきなり，意識消失，呼吸停止，けいれん，ショックなどを起こす．アナフィラキシーショックと混同されやすいが，皮膚症状がなく，治療にも反応しやすい．
② 遅発型：5〜30分後に起こるもの．局所麻酔薬の吸収により血中濃度が上昇するために起こるもので，内視鏡検査時に問題となることが多い．症状は，中枢神経症状（傾眠，興奮，ふるえなど）があり，その後，意識消失や全身けいれんを起こす．
③ 蓄積型：局所麻酔薬の繰り返し投与により，蓄積して血中濃度が高まるために発症するもの．

治 療
全身けいれんによる呼吸不全から心停止に至る例が多いため，全身けいれんを抗けいれん薬（ジアゼパム（セルシン®）など）で止めて，呼吸管理を早期に行えば救命可能な例は多い．抗けいれん薬の投与は，患者の反応をみながら，けいれんが消失するまで行う（ジアゼパムなら成人に対して5mgずつ静注する）．けいれん時は，呼吸状態と吐物による窒息に注意し，また，ジアゼパムによる舌根沈下や呼吸抑制にも注意する．炭酸ガス蓄積によりけいれんが起こりやすくなるので，必要に応じて，バッグマスクによる補助呼吸や気管挿管を行って，人工呼吸管理を行う．

2．アレルギー反応（アナフィラキシーショック）

ごく微量の局所麻酔薬に対して，Ⅰ型アレルギー反応が起こり，発症するもの．アレルゲンは局所麻酔薬そのものではなく，防腐剤のメチルパラペンと考えられている．

症 状
① 血圧低下（ショック），頻脈
② 呼吸困難，気管支けいれん，気管支喘息様呼吸
③ 声門浮腫による上気道狭窄

④ 全身浮腫，じん麻疹様の皮膚症状

など．

治療

一般に局所麻酔薬中毒に比べて，治療に反応しにくく予後も悪いため，ICU レベルの全身管理が必要となる．

① 即座にアドレナリン（ボスミン®）0.2〜0.3 mg を筋注
② 酸素投与
③ 静脈ルートを確保後，乳酸リンゲル液（ラクテック® 注）1.5〜2 L の急速輸液
④ 大量のステロイド，昇圧薬，アミノフィリン（ネオフィリン®）の静注
⑤ 喉頭浮腫による気道狭窄には迅速な気管内挿管・気管切開による人工呼吸管理

Q 訴訟の場面で院内マニュアルがあることの意味は？

A まず，内視鏡的十二指腸乳頭切開術（EST）による総胆管結石除去術後，重症急性膵炎，MRSA 感染症を発症し，死亡した事例（長野地裁平成 16 年 3 月 26 日判決，裁判所ホームページ判例検索）をみてみましょう．遺族側は，①手術ミスがあったため，術後急性膵炎を発症した，②急性膵炎に対して，適切な対処をしなかった，③MRSA 感染防止を怠ったと主張しています．これに対し，裁判所は，①遺残結石はなく，乳頭に過剰な刺激を与えた事実や造影剤を過剰に膵管に注入した事実を認めるような証拠はない，②術後約 3 時間後には，急性膵炎と診断されており，ただちに，エフオーワイ®（蛋白分解酵素阻害薬）や抗菌薬などが投与されており，治療に問題はない，③感染防止マニュアルに従って必要な感染防止対策がなされており，内因性の MRSA の可能性も否定できない，として，病院側の過失を否定し，遺族側の請求を棄却しています．ここで注目すべきは，③でしょう．感染防止マニュアルを作成し，それに従って必要な対応を行ったという病院側の主張は認められています．このように，マニュアルに従って医療行為を行っていたことは，私たち医療従事者の行っている医療行為の適切さを示す証拠の一つとなるものです（当然，適切な内容のマニュアルである必要があります）．

一方，院内感染防止マニュアルがなかったことが理由の一つとして，医師（院長）の刑事責任が問われた事例があります．個人病院の入院病棟において，准看護師が手洗いなどの感染対策が不十分なままヘパリン加生理食塩水を作成し，室温放置した結果，ヘパリン加生理食塩水がセラチア菌に汚染され，入院患者 12 名が敗血症を発症，6 名が死亡した事例（東京簡略式平成 16 年 4 月 16 日，飯田英男著『刑事医療過誤 II [増補版]』（判例タイムズ社，平成 19 年刊），899 ページ）（後述，刑事責任編ケース 2）です．院長は院内感染防止のためのマニュアルを作成せず，看護師らに対して院内感染防止のための研修などの職員教育を実施していなかったことなどを理由に，業務上過失致死傷罪（罰金 50 万円）に問われています．

院内感染防止マニュアルをはじめ，各種マニュアルを作成し，十分に活用するようにしましょう．

第2部 外来編

> **! クリティカルポイント**
>
> 内視鏡検査施行前に，前投薬薬剤の効果や副作用などについても説明し，その使用についてインフォームド・コンセントを取得するように．

ケース 4-3 胃内視鏡検査の前投薬薬剤投与後ショック状態となり死亡，前投薬薬剤に関するインフォームド・コンセントなどが問題とされた事例 （福岡地裁小倉支部平成15年1月9日判決，裁判所ホームページ判例検索）

患　者　23歳，女性

経　過　平成10年：食後の心窩部痛，腹痛のため，**A病院**で胃内視鏡検査を受けることとなる．診察では，心窩部に圧痛を認める以外，著変なし．
　　　　　前処置は，
　　　　　①重曹・プロナーゼ（蛋白分解酵素）入りのガスコン®ドロップ（消泡薬）希釈液を飲む．
　　　　　②キシロカイン®ビスカス2％（局所麻酔薬）3 mLを口に含み，数分後に嚥下．
　　　　　③セルシン®（抗不安薬）1 A（5 mg）＋20％ブドウ糖液20 mLを静脈注射．
　　　　　④ブスコパン®（鎮けい薬）1 A（20 mg）を静脈注射．
　　　　　その直後にショック状態となり，救急蘇生処置が行われたが，死亡．

遺族側　死因はセルシン®を含む薬剤によるショック．問診が不十分であり，セルシン®使用に関するインフォームド・コンセントもなかったなどとして，**A病院**に損害賠償を求め提訴．

裁判所の判断

遺族側の請求認容（**A病院**側敗訴）損害賠償額約6,700万円

・死因は前投薬薬剤（キシロカイン®，セルシン®，ブスコパン®のうちの一つまたは複数）によるアナフィラキシーショック．
・担当医師は薬剤過敏症の既往症や本人・家族のアレルギー歴などの問診を十分に行うべきであった．
・前投薬薬剤を投与する前に，それら薬剤の副作用やショック症状の内容や頻度，セルシン®投与が必要不可欠のものではないことなどを説明し，患者の同意を得たうえで，使用すべきであった．

＊　＊　＊

　この事例は，前投薬薬剤投与に際しての問診の徹底とともに，前投薬薬剤投与についてのインフォームド・コンセントの重要性が示された事例です．内視鏡実施前に，前投薬薬剤投与の禁忌となるような緑内障や心疾患などの既往歴の確認は多くの病院でなされていると思われます．この事例の病院では，それが十分になされていなかったのが，まず問題点の一つとされています．担当医師は既往症に関して，過去に重大な病気を起こしたことがないかという質問をした旨を証言していましたが，この事実を客観的に裏付ける証拠が存在しないことや，それ以外の問診事項は診療録に明確に記載されていることから，この証言は採用されませんでした．また，仮にそのような質問がなされたとしても，緑内障や心疾患といった前投薬実施の適否を判断するのに必要な病歴を，医学的専門知識を持たない患者が自主的に回答することは極めて困難であることから，過去に重大な病気を起こしたことがないかというような概括的かつ抽象的な質問では不十分と判断されています．内

視鏡の受検者に対しては，問診票などを利用して，確認項目に落ちがないように問診し，カルテにもこの記録を残すようにすべきと思われます．

　この事例でより重要な点は，キシロカイン®，ブスコパン®，セルシン®といった前投薬薬剤使用の際，副作用（ショックなども含む）について説明したうえで，同意を得ておく必要性があると示されたことでしょう．前投薬薬剤の副作用に関する説明が不十分な病院は多いのではないでしょうか．この事例では，前投薬薬剤の副作用やセルシン®投与が必要不可欠のものではないことなどの説明がなかったことにより，胃内視鏡検査や前投薬，なかでもセルシン®の投与を受けることについて患者の選択の機会が奪われたことから，担当医師の前投薬に関する適応判断の誤りを是正する機会が奪われ，その結果，アナフィラキシーショックにより死亡に至ったと述べられ，病院側に損害賠償が命じられています．前投薬薬剤の副作用などについて記載したパンフレットなどを作成し，投与は，必ず同意を得てから行うようにすべきでしょう．

表1　アナフィラキシーを起こす主な薬剤

ペニシリン・セフェム系抗菌薬，テトラサイクリン系抗菌薬など
アスピリン，インドメタシン，イブプロフェンなど非ステロイド性抗炎症薬
酵素製剤，血液製剤，ホルモン剤
減感作用エキス
スキサメトニウムなどの筋弛緩薬
チオペンタールなどの麻酔薬
クロルヘキシジンなどの消毒薬
ビタミンB，K製剤
予防接種ワクチン
ヨード剤，造影剤

（鈴木五男．日本臨牀65（増刊号8）：313-317，2007より引用，一部改変）

表2　アナフィラキシーの主な症状

全身症状	倦怠感，不安・不穏感，無力感，冷や汗，頭痛など
循環器症状	血圧低下，脈拍微弱，頻脈，心悸亢進，胸内苦悶，チアノーゼなど
消化器症状	腹痛，尿や便の失禁，嘔吐，下痢，口内違和感など
呼吸器症状	呼吸困難，喘鳴，喉頭狭窄感，胸部絞扼感など
泌尿器症状	乏尿，頻尿など
神経症状	四肢のしびれ，口唇のしびれ，意識喪失，耳鳴り，けいれん，めまいなど
皮膚・粘膜症状	皮膚蒼白，紫斑，粘膜の充血，結膜の浮腫，唇の浮腫など

（鈴木五男．日本臨牀65（増刊号8）：313-317，2007より引用，一部改変）

Q　インフォームド・コンセントの際，特に気をつけることは？

A 医師の説明内容が問題となった訴訟事例をみてみると，ある特徴があります．それは，患者が検査などに関する不安について担当医師に告げたのに，担当医師がリスクを伝えなかった，もしくは，低く伝えた，あるいは，担当医師が処置などに関して患者側と十分なコミュニケーションをとらず，患者が完全に納得していなかった，というものです．

　担当医師がリスクを正しく伝えていない例としては，今回のケース4-3のほかに，腹膜炎の既往のある患者の大腸内視鏡検査で穿孔を生じた事例（岡山地裁平成15年4月2日判決，裁判所ホームページ判例検索，後述ケース4-11）があります．この事例の患者は腹膜炎の既往があり，大腸内視鏡を行う前に，主治医に腸に癒着があると大腸内視鏡検査は困難ではないかと尋ねてい

ます．主治医は，癒着の存在を念頭において，注意して検査すれば大腸内視鏡検査は可能であるし，実施できると返答し，合併症（偶発症）について説明していませんでした．しかし，検査中，腸管穿孔を生じたというものです．この事例の場合，腹膜炎の既往があり腸管に脆弱な部分があったことがうかがわれることなどから，内視鏡の手技に関して過失は認められていませんが，医師の説明は不十分であったという判断がなされています（損害賠償額約170万円）．

　次に，後者の例をみてみましょう．この例として，京都地裁平成19年11月22日判決（裁判所ホームページ判例検索）があります．緊急血液透析の際，穿刺部位として頸部と鼠径部がありますが，患者に穿刺部位について十分な説明をせず，患者側の希望も聴取しないまま穿刺を頸部から行い，動脈に誤穿刺，醜状痕が残ったというものです．担当医師は透析用のカテーテル挿入の際に血管を傷つけて出血したり，挿入の際に，感染症や血栓を起こす可能性があることなどを説明しています．しかし，患者は以前，心臓バイパス手術の際に頸部からカテーテル挿入された経験があり，頸部からの挿入について恐怖感を持っていたため，「首からは嫌や」と言いましたが，声がかすれており，声の調子も弱かったことから，担当医師はこれに気付かないまま，患者の病室から退室しました．実際に挿入する前に，患者は担当医師に「えー，首からするんですか」と尋ねています．しかし，担当医師は，これを首からの挿入を嫌がる趣旨の発言とは理解せず，「首からするのが通常です」と答えました．患者は「何を言うてもあかんわ」と思い，それ以上の発言をしませんでした．担当医師がカテーテルを挿入しましたが，右内頸静脈に挿入すべきカテーテルが右総頸動脈に挿入され，結局，患者の右頸部に長さ10 cm程度の醜状痕が残ってしまい，このことから訴訟に至っています．裁判所は，担当医師がカテーテルを右総頸動脈に誤挿入した点について，過失は認められないとしていますが，担当医師は，患者にカテーテル挿入を頸部から行った場合と脚部（鼠径部）から行った場合の合併症の内容や危険性の違いについて説明し，頸部から行うか脚部から行うかについて患者の希望を聴取し，その結論を示すべきであったとして，病院側に損害賠償を命じています（損害賠償額約25万円）．この事例は，医師側の説明が不十分であったとされた事例ですが，たとえ医師側が十分に説明を行ったとしても，おそらく同じように内頸静脈からのアプローチとなり，同様の結果となっていたことが予想されるものです．それでも慰謝料が認められているのは，医師側の，患者側に十分な自己決定の機会を与えることを怠ったことの代償と考えられるでしょう．

　インフォームド・コンセントというと，医師側は，何を伝えるべきか（インフォーム）という点にとらわれがちですが，2例目の事例は，患者側が十分に「納得（コンセント）」したうえで医療行為を行うことの重要性を示したものといえるでしょう．医師から患者に対してなされる一方向性の「説明」に重点を置くのではなく，患者側の納得や気になるところも確認しながら話し合うという，双方向のコミュニケーションが重要です．「インフォーム」だけでなく，「コンセント」も重視しましょう．

　時に，何度も同じような質問をしてくる患者がいると思いますが，このような患者は，これから予定されている医療行為について十分に納得していない患者と思われます．不安や納得がいかないということは，しばしば「質問」という形で現れます．患者側が十分に納得していない状況で医療行為を行い，良くない経過となったために，医療事故訴訟に至ったと考えられる事例は散見されます．このような患者に対しては，医師にとって当たり前と思われることも含めて説明を行い，しっかり納得してもらったうえで実施することが大切と思われます．そして，特に，このような患者に関しては，説明した内容と患者側の様子を詳しくカルテに記載しておきましょう．

4．消化器疾患

> ⚠️ **クリティカルポイント**
>
> 胃内視鏡検査時のモニタリングは十分に．救急セットも内視鏡室内に準備を．

ケース 4-4　胃内視鏡検査の前処置のキシロカイン® 投与により，アナフィラキシーショックを起こして死亡した事例（福岡高裁平成 17 年 12 月 15 日判決，判例時報 1943 号 33 ページ）

患　者　53 歳，女性
経　過　平成 12 年 9 月：上腹部痛および吐き気のため，**A 病院**で胃内視鏡検査を受ける．
　　　　　胃内視鏡検査の前処置：ガスコン® ドロップ（消泡薬）5 mL を内服し，キシロカイン® ビスカス 2%（局所麻酔薬）を 1，2 分口に含む．その後，キシロカイン® ポンプスプレーを咽頭部に噴霧．
　　　　　グルカゴンを注射．
　　　　　担当医師：内視鏡を挿入し，胃内の観察を開始したところ，頸部硬直，四肢および全身の筋硬直，呼吸回数の低下出現．ただちに内視鏡を抜去．痛み刺激にも反応ないため，マウストゥーマウスによる人工呼吸，別の **B 医師**が心臓マッサージを開始．
　　　　　担当看護師：外来診察室へ行き，救急カートを内視鏡室へ搬入するよう依頼する．救急カートが内視鏡室に搬入され，心電図モニターが病棟病室から搬入される．
　　　　　担当医師：気管内挿管を行い，酸素投与およびアンビューバッグによる補助呼吸開始．心電図モニター装着し，末梢静脈ライン確保．中心静脈ラインも確保へ．
　　　　　C 医師：ボスミン®（昇圧薬）を静脈注射，カタボン®（昇圧薬）を中心静脈ラインから投与．ノルアドレナリン（昇圧薬），メイロン®（アシドーシス補正用製剤）なども投与．
　　　　　（ただし，訴訟に際し，病院側は，救急措置の時間的経過についての客観的資料を何一つ提出できず．）
　　　　　患者：一時，血圧触知できるようになったが，次第に徐脈および低血圧となり死亡．
遺族側　検査前の問診や検査時の観察，救命措置に過失があったなどと提訴．

裁判所の判断

遺族側請求認容（**A 病院**側敗訴）損害賠償額約 5,700 万円
・担当医師および担当看護師が，キシロカイン® 投与の前後や内視鏡の挿入前に患者の血圧を測定すべきであった．
・救命措置のための救急カートなどを内視鏡室に配備しておくべきであった．
・迅速かつ適切な救命措置を行うべきであった（病院側が，救急措置の時間的経過についての客観的資料を何一つ提出できておらず，担当医師らの救命措置が適切なものであったと認めるに足る証拠は不十分）．

*　*　*

　この事例では，病院側の過失が 3 点指摘されています．まず，1 点目は担当医師および担当看護師が，キシロカイン® 投与の前後や内視鏡の挿入前に患者の血圧測定を行っていないことです．患者の血圧測定がされていれば，早期にショック症状を発見することが可能となり，ひいては，迅速な救命措置を執ることも可能であったと述べられています．

この事例以降となりますが、平成16年に日本消化器内視鏡学会が「消化器内視鏡リスクマネージメント」ガイドライン（Gastroenterol Endosc 46, 2600-2609, 2004）を公表しています。このガイドラインでは、推奨度がA（行うことを強く推奨する）、B（行うことが望ましい）、C（行うことを考慮したほうがよいが、推奨するに足りる根拠に乏しい。または、将来に備えて行う準備をしたほうがよい）の3段階となっています。モニタリングの必要な場合として、①一般状態が悪い患者（推奨度A）、②高齢者（推奨度A）、③被検者に負荷がかかる内視鏡検査（推奨度A）、特に鎮静薬を使用する場合で、時間がかかると予想される内視鏡治療など、があげられています。モニタリングの方法としては、血中酸素飽和度および脈拍数測定（推奨度A）、血圧測定（推奨度C）、心電図測定（推奨度C）、モニタリング装置（推奨度C）があげられています。このガイドラインでは、血中酸素飽和度および脈拍数測定のみが推奨度Aで、血圧測定などは推奨度Cです。モニタリングが偶発症の早期発見に重要なのはいうまでもありません。パルスオキシメータは簡便でありながら、得られる情報は非常に重要です。リスクの低いと思われる患者でも、できるだけパルスオキシメータを用いてモニタリングするのがよいと思われます。

　病院側の過失の2点目は、救命措置のための救急カートなどを内視鏡室に配備していなかったことです。この事例では、内視鏡室と救急カートのあった診察室との距離は約30m（病院側が実施した診察室から内視鏡室までの救急カートの搬送実験では、その所要時間が38秒）でした。位置関係からするとそれほど時間を要してはいませんが、内視鏡室はキシロカインショックなどの重篤な副作用が発生する危険性が高いので、内視鏡室に救急措置のための薬剤や器具が準備されていることは必須であると裁判所も述べています。内視鏡学会ガイドラインでも「救急セットを常備し、すぐに使えるように配置する」は推奨度Aとされています。もし、勤務する病院の内視鏡室に救急薬品・器具などが準備されていなければ、ただちに準備しておきましょう。

　病院側の過失の3点目は、迅速かつ適切な救命措置を行わなかったことです。これは、病院側が、救急措置の時間的経過についての客観的資料を何一つ提出できておらず、担当医師らの救命措置が適切なものであったと認めるに足りる証拠は不十分と判断されたためです。客観的資料を何一つ提出できないという事態は、患者に対する救命措置現場の混乱ぶりを如実に示していると述べられ、さらに、訴訟における注意義務違反の立証に関する不利益、すなわち、病院の救急態勢の欠陥、ひいては、担当医師らの救命措置における注意義務違反を推認させるという不利益を、病院側が負うべきと述べられています。このような事態にならないように、カルテには、救急対応の際には薬剤の種類や量、投与時間、バイタルサインなどを時間とともに記録をつけ、この内容をカルテに詳細に記載しておきましょう。何か事故があった場合には、患者側はまずは何が起こり、どのような対処がなされたかの事実を知りたいとの思いがあります。その際、カルテの記載は重要な資料となるでしょう。病院側の説明責任を果たす意味でも、カルテには詳細に経過を記載しておきましょう。

参考 アナフィラキシーショックの治療

① ショック体位
　体位を頭低足高のショック体位とし、周囲に応援を依頼する。嘔吐の危険性があるときは、側臥位とする。

② アドレナリン投与

1,000倍のアドレナリン（ボスミン®）0.01 mg/kgを筋肉内または皮内に注射し，効果が不十分なときは15～30分ごとに繰り返す．繰り返す場合は過剰投与の危険性もあるため，心電図などのモニターをする．あわせて酸素を十分投与する．

③ 抗ヒスタミン薬の投与

同時に，H_1受容体拮抗薬（アタラックスP®など）を投与し，さらに症状に応じて，H_2受容体拮抗薬（ガスター®など）を併用する．

④ 気道確保，気管内挿管など

気道確保を行い，気管内挿管を行う．喉頭の浮腫が強い場合は，気管穿刺・切開を行う．

⑤ 静脈確保

同時に静脈を確保し，循環血漿量を確保する．

⑥ 血圧低下に対し，昇圧薬の投与

血圧低下に対し，ドパミン（イノバン®）5～20 μg/kg/min，ノルアドレナリン0.04～0.3 μg/kg/minを投与．

⑦ 気管狭窄症状に対し，気管支拡張薬の投与

気管狭窄症状に対し，アミノフィリン（ネオフィリン®）4～6 mg/kg/dose，その後，0.6～1.0 mg/kg/時，β刺激薬（ベネトリン®）吸入などを使用．

⑧ ショックに対し，ステロイドの投与

ショックに対し，ヒドロコルチゾン（ソル・コーテフ®）300～500 mg/4～6時間，メチルプレドニゾロン（メドロール®）60～125 mg/4～6時間を投与する．

以上の治療を積極的に行う．症状が改善しても，再度悪化することがあり，12～24時間は観察入院とする．また退院時も，2，3日は，ステロイド，抗ヒスタミン薬を投与し，症状の発現に注意する．

⚠ クリティカルポイント

内視鏡検査時に睡眠導入薬などを使用する場合には，検査予約時に自動車運転の危険性などについても説明を．

ケース4-5 睡眠導入薬を使用した胃内視鏡検査後，自動車運転中に交通事故を起こした事例（神戸地裁平成14年6月21日判決，裁判所ホームページ判例検索）

患　者 61歳，女性

経　過 平成10年12月胸焼けのため，**A病院**（立地上，自動車による通院患者が多い）受診．

担当医師：逆流性食道炎と診断．

平成11年1月：担当医師の指示により，胃内視鏡検査の予約をする．その際，食事に関する注意事項の説明はなされたが，使用する薬剤についての注意事項の説明はなされず．

同年2月：胃内視鏡検査実施．内視鏡検査直前に，**B看護師**から睡眠導入薬使用について説明を受ける．また，内視鏡施行医の**C医師**より，「内視鏡検査は，吐き気が起こると苦しいので，眠くなる薬をしますが，どうですか．検査中は，眠ってしまいますが，終わったら目が覚める注射をします」と話があり，睡眠導入薬使用について了承する．

前投薬として睡眠導入薬（ドルミカム®）が10時10分に静注され，検査後（10時25分）にその拮抗薬であるアネキセート®が静注される（ドルミカム®の血中濃度半減期は約2時間，アネキセート®の血中濃度半減期は約50分）．
検査終了約1時間後：自動車を運転中，意識を失って電柱に正面衝突し，腰椎圧迫骨折など受傷．

患者側 睡眠導入薬の使用や，その後に自動車運転の危険性についての説明がなかったため，事故を起こしたと提訴．

裁判所の判断
患者側請求認容（A病院側敗訴）損害賠償額約610万円
・自動車事故は，検査の際に投与されたドルミカム®の影響（アネキセート®の効果が先に切れることによる再鎮静）によって起こった．
・医師らにより睡眠導入薬によって眠くなる旨の説明はなされているが，具体的に，自動車運転に意識した説明がなされておらず，病院側に説明義務違反がある．

＊ ＊ ＊

　この事例は，内視鏡検査に伴う鎮静薬（睡眠導入薬）およびその拮抗薬使用に際する説明内容が問題とされたものです．特に拮抗薬を投与する場合，その各薬剤の作用時間の違いを丁寧に説明し，再鎮静の可能性についても説明しておかないと，患者側は拮抗薬使用により鎮静薬の効果が完全に消されたものと考えてしまい，自動車の運転などをすることもあり得るでしょう．判決文には，医療従事者は，内視鏡検査に当たって，患者が自動車で来院している可能性が高い場合で，鎮静薬およびその拮抗薬を使用する場合には，薬の説明（その使用の是非など）のみならず，それによる作用から自動車での来院を意識した注意喚起，具体的には，鎮静薬による自動車運転への影響，自動車運転による事故の危険性，自動車での来院をやめるよう，仮に，自動車で来院した場合には，2～3時間は，自動車の運転をしないなどとの説明をすべき義務を負っていると述べています．

　鎮静薬を使用する場合は，自動車運転の危険性に限らず，病院の中や外に階段がある場合や，病院が交通量の多い道路に面している場合などでは，患者に対し，ふらついて階段から転落する危険性や，道路で転倒して交通事故に合う危険性などについて具体的に指摘して注意喚起を行い，十分に（ドルミカム®の場合は，少なくとも2～3時間）休養をとってもらうようにしましょう．また，予約時には口頭の説明だけでなく，注意事項を記載した説明書などを渡すようにするのが望ましいでしょう．この事例の病院も，この事故後，内視鏡検査の予約を受け付ける際の手続きを以下のように改めたことが，判決文に記されています．

　① 外来予約の時点で，睡眠導入薬を希望するか否かを確認する．
　② その説明を患者にしたことの確認を患者に署名してもらう．
　③ 睡眠導入薬を希望した患者には，自動車で帰ることをやめてもらう．

　また，患者に渡す予約票には，従来の検査前日の食事に対する注意書きのほか，睡眠導入薬を希望した患者には，自動車で来院することをやめてもらうことの記載が加えられたとのことです．

参考 アネキセート®の重要な基本的注意
　① ベンゾジアゼピン系薬剤によっては消失半減期が本剤の半減期（約50分）より長いものがあ

り，これらの薬剤を特に高用量投与していた場合は本剤投与により患者が覚醒した後もベンゾジアゾピン系薬剤の作用が再出現する可能性があるので患者を監視下におき十分注意すること．

また，本剤投与後24時間は危険な機械の操作や自動車の運転等完全な精神的緊張を必要とする仕事に従事させないように注意すること．

② 本剤投与の対象は，手術または検査時にベンゾジアゼピン系薬剤で鎮静された患者で覚醒遅延または呼吸抑制が認められた場合，ベンゾジアゾピン系薬剤を高用量あるいは長期にわたり投与された患者で過度の鎮静状態を生じたり必要以上に鎮静状態が持続した場合，または大量にベンゾジアゾピン系薬剤を服薬した中毒患者とする．

なお，侵襲の大きい手術を受けた患者，精神的不安の程度が高い患者は覚醒させるよりある程度鎮静状態を維持する方が望ましい場合があるので，患者の状態を考慮し，覚醒させることが必要と判断される場合にのみ本剤を投与すること．

③ 麻酔科領域において手術終了時に本剤を使用する場合は，筋弛緩剤の作用消失後に本剤を投与すること．

④ 本剤を用法・用量の範囲内で繰り返し投与しても意識および呼吸機能に有意な改善がみられない場合はベンゾジアゼピン作用薬以外の原因を考慮すること．

(添付文書より引用)

> **！ クリティカルポイント**
>
> **処置の結果によっては緊急に手術や入院となる可能性のある場合は，必ず事前にそのことを患者側に伝えるように．**

ケース4-6　内視鏡的異物除去が成功せず，緊急開腹手術となった事例（東京地裁平成14年4月26日判決，裁判所ホームページ判例検索）

患　者　男性

経　過　平成10年4月：義歯（5.5 cm長）を誤飲．
3日後：A病院受診．X線検査実施．
B医師（外科部長）：X線写真を示し，「内視鏡で摘出してみましょう」とだけ説明．
C医師（医師経験10年程度）とD医師（医師経験3年）の2人が，胃内の義歯を内視鏡的に除去することを試みる．まず，C医師がスネアを使っての除去を試みたが，うまくいかなかったため，D医師に交代．
・D医師がスネアで義歯をつかみ，引いてくると，義歯の両端のブリッジが食道壁に食い込んでしまい，義歯を動かせなくなり，摘出を断念．
・緊急開腹手術を行い，義歯を除去．

患者側　①緊急開腹手術の可能性などについて事前に説明がなかった，②内視鏡的処置の際，医師が器具の操作を誤り，緊急開腹手術を余儀なくされた，と提訴．

裁判所の判断

患者側請求認容（A病院側敗訴）損害賠償額約110万円

・担当医師は，
（ⅰ）誤飲した義歯の大きさ，形状から自然排泄を待っていては危険であること

（ⅱ）義歯の除去には内視鏡的処置と開腹手術の二つがあること
（ⅲ）内視鏡的処置で取り除くことができない場合，開腹手術になること
（ⅳ）内視鏡的処置を行う場合，義歯が胃壁ないし食道壁に引っかかる可能性があり，その場合，緊急の開腹手術が必要になり，入院しなければならないこと
を説明すべきであった．
・経験ある施行者によって義歯の摘出が行われるべきであり，内視鏡により摘出が困難な場合には，無理せずに開腹または開胸手術による摘出をすべきであった．

＊　＊　＊

　この事例では，二つの点が問題とされています．一つは手技の内容に関して，もう一つは医師の説明に関してです．まず，手技に関してですが，義歯を摘出する場合，ブリッジが食道粘膜に深く刺入する場合があり，引き抜く方向によっては食道の損傷を拡大するので，経験ある施行者によって行われるべきであり，内視鏡により摘出するのが困難な場合には，食道壁を傷つけるおそれがあることから，無理せず開腹または開胸下で手術するものとされています．そのため，今回の事例では，経験の少ないD医師がC医師に代わって試み，スネアのかかっていない側の義歯のブリッジを食道壁の粘膜下層にまで食い込ませ，スネアのかかっている側の義歯のブリッジも食道壁に食い込ませてしまったため，スネアを動かすことができなくなりました．それはD医師がスネアの無理な操作をした結果として，D医師に過失があったと認定されています．なお，この事例では，義歯が5.5cm長と比較的大きく，しかも，両端にブリッジがついていることから，内視鏡的に摘出するには，スネアだけを用いて摘出するのは困難であり，内視鏡先端にフードをつけてブリッジによる食道粘膜損傷を防いだりするなどの工夫が必要だったように思います．
　次に，医師の説明に関してですが，裁判所は，まず，医師の説明に関する一般論として，「医師は患者の疾患の治療のために手術または処置を実施するに当たっては，特別の事情がない限り，患者に対し，①当該疾患の診断（病名と病状），②実施予定の手術または処置の内容，③手術または処置に付随する危険性，④他に選択可能な治療方法があれば，その内容と利害得失，⑤予後などについて説明すべき義務があると解される」と述べています．そして，裁判所はこの事例において事前に説明すべき具体的な内容については，内視鏡的処置を行うに当たっては，（ⅰ）患者が飲み込んだ義歯の大きさ，形状からして，自然排泄を待っていては危険性があること，（ⅱ）胃にある義歯を取り除くには，内視鏡的処置と開腹手術の二つの方法があること，（ⅲ）内視鏡的処置で取り除くことができない場合，開腹手術になること，（ⅳ）内視鏡的処置を行う場合，義歯が胃壁ないし食道壁に引っかかる可能性があり，その場合，緊急の開腹手術が必要になり，入院しなければならないこと，と述べています．
　説明が不十分なことが患者側とのトラブルの原因になることは，これまでの紹介事例でもみられたように多々あります．この事例を題材に，義歯を飲み込んだ患者が来たときに，患者にどのように説明するかを私の後輩医師らに質問したことがあります．残念ながら，裁判所が説明すべきとした項目すべてを答えることができた者はいませんでした．説明で抜け落ちやすいのが，（ⅰ）患者が飲み込んだ義歯の大きさ，形状からして，自然排泄を待っていては危険性があること，（ⅳ）内視鏡的処置を行う場合，義歯が胃壁ないし食道壁に引っかかる可能性があり，その場合，緊急の開腹手術が必要になり，入院しなければならないこと，でした．（ⅰ）にしても（ⅳ）にしても，医師にとっては当たり前なことゆえに，言

葉になりにくいのかもしれません．私たちには当たり前のことでも，患者側には当たり前ではないことは多く，このことを常に心して説明を行う必要があると思われます．

なお，この事例の患者は会社を経営しており，処置当日に開腹手術を受けることや入院に至ることを認識しておらず，処置を受けた後帰宅して，会社に戻り仕事をする予定にしていました．そのため，ネクタイをはずしただけのワイシャツ姿という気軽さで内視鏡的処置を受けました．ところが，予想もしなかった緊急開腹手術と当日からの入院を余儀なくされるという結果になりました．そのため，精神的不安を感じ，また，患者が経営する会社の仕事にも支障が生じたことに対して，慰謝料80万円が認められています．事前に緊急手術の可能性があることを説明していれば，患者側も仕事の手配などを行ったうえで処置に望み，たとえ緊急手術という同じ結果に至ったとしても，このような訴訟に至らなかった可能性も考えられます．それぞれの患者に，それぞれの仕事上や生活上の事情があります．治療計画を立てる際には，それら事情への配慮も必要であり，大まかな時間的なスケジュールや緊急手術となる可能性があれば，そのことについても説明が必要です．

最近，医師のコミュニケーション能力を上げるべきとよくいわれます．医療メディエーターといった医師と患者の橋渡しをするような職種もありますが，私たち医師が，患者側や他の医療従事者と上手にコミュニケーションがとれるようになる必要があります．高い技術とコミュニケーション上手であることが，患者側の満足度の高い医療につながるものと思います．

表3 異物摘出術の適応・比較

1　異物摘出術の適応
1．緊急性がある場合
　1）．消化管壁を損傷する可能性があるもの
　　　有鈎義歯（部分入れ歯），針，PTP包装した薬剤，魚骨（特に鯛の骨），爪楊枝，鉛筆，ガラス片，剃刀刃，など
　2）．腸閉塞をきたす可能性があるもの
　　　胃石，食物塊（肉片など），内視鏡的切除術を行った巨大な切除標本，ビニール袋など
　3）．毒性のある内容物を含有するもの
　　　乾電池（マンガン，アルカリ），ボタン電池（アルカリマンガン，水銀，リチウムなど）
2．緊急性のない場合（上記以外のもの）
　　コイン，パチンコ玉，ボタン，碁石，ビー玉，体温計内の水銀，など

2　各種異物摘出術の比較

	長所	短所
内視鏡的異物除去術	・侵襲が比較的少ない ・異物の材料にかかわりなく施行可能 ・通常外来で施行可能	・異物の形状や大きさによる限界あり ・回収時に消化管損傷をきたす可能性あり ・乳幼児では全身麻酔が必要
磁石付き胃チューブ（マグネットチューブ）	・侵襲が少ない ・乳幼児でも全身麻酔の必要がない ・外来で施行可能	・磁石に接着する材質の異物に限られる ・異物の形状や大きさによる限界あり（比較的小さく，鈍な形状の異物に限る）
外科的異物摘出術	・異物の形状，大きさ，材質に制限なし ・回収時に消化管を損傷することがない ・穿孔や腸閉塞を合併していても施行可能	・侵襲が大きい ・入院治療が必要

（日本消化器内視鏡学会監修『消化器内視鏡ガイドライン第3版』（医学書院，平成18年刊）より引用）

> **クリティカルポイント**
>
> 胃内視鏡検査の際，多量の食物残渣があり観察が不十分な場合は，必ず再検査を．胃癌を見落とすことあり．

ケース 4-7 胃内視鏡検査を受け，心配はいらないと説明を受けた 3 カ月後に，スキルス胃癌と診断され死亡した事例（最高裁平成 16 年 1 月 15 日判決，裁判所ホームページ判例検索）

患　者　昭和 43 年生まれ，女性
経　過　平成 11 年 6 月 30 日：食事中にのどがつまる感じ（＋），嘔吐（＋）のため，**A 医院**受診．
7 月 24 日：**A 医院**で，胃内視鏡検査を受ける．胃の内部には多量の食物残渣あり，十分な観察ができず．幽門部および十二指腸には，通過障害なし．
担当医師：慢性胃炎と診断し，患者に対し，胃が赤くただれているだけで特に異常はない，心配はいらないと説明．内服薬を与えて経過観察するよう指示．
10 月 7 日：別の **B 医療機関**で診察を受ける．15 日に胃 X 線検査，19 日に CT 検査，21 日に胃内視鏡検査を受け，スキルス胃癌，癌性腹膜炎疑いと診断される．
10 月 22 日：**B 医療機関**に入院．化学療法を受ける．
平成 12 年 2 月 4 日：死亡．
遺族側　A 医院に対し，損害賠償を請求．
原審（大阪高裁）の判断
　A 医院担当医師に再検査を実施しなかった過失あり．しかし，ただちに適切な治療がなされても，死亡は回避できなかったし，死亡の時点においてなお生存していた相当程度の可能性はあったとはいえないとして，遺族側の請求を棄却．
遺族側　上告．
最高裁の判断
原判決破棄，高裁に差し戻し．
・平成 11 年 7 月の時点で，A 医院担当医師が適切な再検査を行っていれば，スキルス胃癌を発見することは十分に可能であり，これが発見されて化学療法がただちに実施されていれば，延命の可能性はあった．

＊　＊　＊

　この事例は，不十分な胃内視鏡検査に対して，再検査を実施しなかったことが問題とされた事例です．胃潰瘍や十二指腸潰瘍などによる幽門狭窄などの所見は認めなかったことから，胃内に多量の食物残渣が存在することは，何らかの異常の存在を疑わせる所見といえるでしょう．前日の夕食を早めに，そして少量にしてもらうなどして，再度，検査を行う必要があります．この事例のように，胃排出能の低下がスキルス胃癌による場合もあります．食物残渣が多量にあり観察が不十分であれば，その事実と潰瘍や癌などの疾患の可能性もあることを説明し，再検査を行うようにいたしましょう．
　ところで，スキルス胃癌の見落としが関係した過去の民事訴訟事例を調べてみると，4 事例あります（①福岡地裁昭和 58 年 2 月 7 日判決（判例時報 1087 号 117 ページ），②東京高裁昭和 58 年 3 月 15 日判決（判例時報 1072 号 105 ページ），③東京地裁昭和 59 年 12 月

18日判決（判例時報1166号115ページ），④大阪地裁昭和62年6月29日判決（判例時報1270号112ページ））．診断が遅れた期間は，①が5.5カ月＋α，それ以外の3事例は3カ月以下でした．診断の遅れの期間が3カ月以下の3事例に関しては，いずれも見落としがなくその時点で診断されていたとしても，延命の可能性はなかったとして，遺族側の損害賠償請求は棄却されています．この事例における診断の遅れの期間も約3カ月であり，高裁は，ただちに適切な治療がなされても，死亡は回避できなかったし，死亡の時点においてなお生存していた相当程度の可能性はあったとはいえないとして，遺族側の請求を棄却しました．しかし，最高裁は，病状が進行した後に治療を開始するよりも，治療の開始が早期であればあるほど良好な治療効果を得ることができるのが通常であり，患者が化学療法などに奏功する可能性がなかったとはいえないことから，高裁の判断は適切ではないとしました．これには，近時の化学療法の進歩も，その判断に影響しているものと思われます．昭和62年ころまでの化学療法と比べれば，現在の化学療法は格段の進歩があります．今回の最高裁の考え方からすると，スキルス胃癌や末期癌の見落としの場合，再検査が通常実施されるまでの期間内に死亡するような事例以外は，病院側に損害賠償責任が認められるように思われます．

若年者胃癌（40歳未満）

頻度
40歳未満：胃癌発生数全体の4〜15％．
35歳未満：胃癌発生数全体の2〜5％．

臨床病理学的特徴
男女比：1：1〜1：1.6と女性の割合が多い．
組織型：低分化型が多いとされる．
肉眼型：3型，4型などの浸潤型をとることが多いと報告されている．
リンパ節転移や壁深達度：他の年齢層と差はないとする報告が多い．
家族歴：欧米では遺伝性胃癌（び漫浸潤性胃癌が家系内に多発）の報告がある．家族歴の有無と臨床病理学的因子に関連がないとする報告が多い．

治療成績
一般に，若年者の生存期間は他の年齢層と比較して同等であるとの報告が多い．

再発形式
若年者では，腹膜播種の頻度が高いとする報告が多い．若年者では腫瘍径が大きく，低分化型が多いとの特徴があり，腹膜播種再発が多いというのは十分に理解できる結果であろう．

ヘリコバクター・ピロリとの関連性
組織型にかかわらず，若年者胃癌にヘリコバクター・ピロリ感染，特にcagA陽性ヘリコバクター・ピロリの関連が示唆されている．

分子生物学的検討
欧米で認められる遺伝性胃癌では，細胞接着に関係するE-カドヘリン遺伝子の性殖細胞レベルでの変異が報告されている．しかし，散発性の若年性胃癌の遺伝子変異に関して，現時点では一定の見解はないといってよい状況である．

> **クリティカルポイント**
> 上腹部痛でも急性虫垂炎の可能性あり．虫垂炎の圧痛点の検索を．

ケース 4-8 腹痛を訴えた患者が，外来診察の翌日急死した事例（東京地裁平成 7 年 3 月 23 日判決，判例時報 1556 号 99 ページ）

患者 45 歳，男性

経過 <u>平成元年 4 月</u>：上腹部痛と少量の下血を訴え，**A 大学病院**を受診．
担当医師（消化器内科）：診察にて，上腹部の圧痛（＋），腹部全体の抵抗（－），筋性防御（－）．虫垂炎の圧痛点（マックバーネー点，ランツ点）の検索は行わず．血液検査：白血球数 14,000/mm^3↑．
担当医師：生食 200 mL＋ブスコパン®（鎮けい薬）2 アンプルの点滴静注を行う．腹痛はほぼ消失．セスデン®（鎮けい薬），メサフィリン®（胃炎・消化性潰瘍治療薬）およびベリチーム®（消化酵素配合剤）を処方し，翌日の診察の必要性および状態が悪化した場合には，翌日を待たず，いつでも再受診するよう伝え，帰宅させる．
<u>翌日午前 1 時～2 時ころ</u>：苦痛を訴え，意識不明となり，いびきをかき始める．別の **B 大学病院**に緊急搬送．病院到着時すでに心肺停止状態であり，蘇生術が試みられたが，その後，死亡確認．
病理解剖：直接死因は「腹膜ショック」，その原因として「急性化膿性虫垂炎」．

遺族側 **A 大学病院**に対し，担当医師が十分な診察・検査を怠り，虫垂炎を見落としたと提訴．

病理および臨床鑑定
患者は壊死性虫垂炎に起因して局所性腹膜炎を起こし，腹膜炎ショックで死亡．腹膜炎ショックの原因は，何らかのグラム陽性菌からのエキソトキシン（菌体外毒素）による細菌性ショック．

裁判所の判断
遺族側請求認容（**A 大学病院**側敗訴）損害賠償額約 5,500 万円
・担当医師は，急性虫垂炎の診断に至るべく，少なくとも各圧痛点の検索，直腸指診および直腸内体温測定を行うべきであった．
・診察を翌日に継続するのであれば，少なくとも抗菌薬の投与をすべきであった．

* * *

　上腹部痛を訴える患者を診察する際には，胃・十二指腸疾患だけではなく，他臓器の疾患も鑑別にあげなければなりません．急性胆嚢炎や急性膵炎など，考えられる疾患は多岐にわたります．急性虫垂炎も，忘れてはならない疾患の一つです．必ず，マックバーネー点，ランツ点などの圧痛点の検索を忘れないようにしましょう．
　裁判所は直腸指診および直腸内体温測定を行うべきであったとしています．直腸指診実施の理由として，アメリカでは内科，外科のあらゆる患者に必ず直腸指診が行われていること，および，この事例では，下血を訴えていることがあげられ，直腸内体温測定実施の理由として，虫垂炎では炎症が進行するにつれて腋窩体温と直腸内体温との差が拡大することから，その診断において重要な意味を持つことがあげられています．しかし，日本の医療では，上腹部痛や下血を訴える患者に直腸内体温測定を行うことは，一般的に行われ

ていません．このような状況で，このことを義務化することには問題があるように思われます．むしろ，わが国では，超音波検査などの画像診断法が頻用されています．超音波検査はさまざまな診療の場面において実施可能な検査であり，急性虫垂炎の診断でも威力を発揮します．この事例でも，腹部超音波検査が実施され，虫垂の観察が行われていれば，虫垂の腫大などの所見から，診断に至っていた可能性があったと思われます．

急性虫垂炎は頻繁に遭遇する疾患ですが，典型的な症状を呈するものから診断に苦慮するものまであります．たとえば，虫垂が回腸の間にもぐり込んでいる場合には，腹痛などの症状が強くても，腹膜刺激症状がみられないこともあるため，注意が必要です．また，急性虫垂炎でも，この事例のように，感染したグラム陽性菌の菌体外毒素により細菌性ショックを生じ，急死する場合もあります．一般の人々には，急性虫垂炎はよくみられる疾患であるがゆえに診断は簡単なように思われるためか，訴訟に至っている事例も多々あります（東京地裁昭和58年1月28日判決（判例時報1081号88ページ），東京地裁昭和58年7月29日判決（判例時報1101号63ページ），東京地裁平成元年12月22日判決（判例時報1350号78ページ）など）．診断に苦慮する例があることも，一般の人々に周知する必要があるように感じます．

ここでは，急性虫垂炎の超音波画像所見について解説を加えておきます．

参考 急性虫垂炎の超音波画像

① 典型的超音波像
　1）虫垂の腫大（短軸直径6mm以上）
　2）カタル性では粘膜層，蜂窩織炎性では粘膜下層を中心とする肥厚，壊疽性では層構造の消失
　3）間接所見として，虫垂間膜の肥厚，膿瘍形成，回盲部浮腫など
② 観察上の注意

通常の3.75MHz程度のプローベでも十分に評価は可能である．しかし，まずは回盲部の解剖に習熟する必要がある．盲腸および回腸末端部を正しく同定し，系統的に走査する必要がある．超音波による虫垂の判定は，
　1）盲腸に連続する
　2）一方が盲端に終る
　3）内腔エコーを認めない
　4）蠕動をほとんど認めない
　5）回腸末端部は別に同定される

手術適応決定するには，カタル性かそれ以上の炎症を鑑別することが大切である．それには，直接所見としての層構造の消失，間接所見として回盲部浮腫（認められた場合には，蜂窩織炎性以上の炎症）が重要である．

（梶山梧朗監修『消化管と超音波検査』（自然科学社，平成9年刊）より抜粋）

第2部　外来編

> **！ クリティカルポイント**
>
> 注腸検査のためのバルーンカテーテルを挿入する際は，臀部の皮膚を皮下組織とともに持ち上げるようにひっぱって肛門をよく確認し，カテーテルをきちんと挿入するまで目視し続けるように．女性の場合，カテーテルが膣に誤挿入されることあり．

ケース 4-9　注腸造影検査の際に，膣にバリウムが2回注入された事例（東京地裁平成14年2月20日判決，東京・大阪医療訴訟研究会編『医療訴訟ケースファイル Vol.1』（判例タイムズ社，平成17年刊），364ページ）

患　者	60歳代，女性
経　過	平成11年8月：便秘などのため，A病院で注腸検査を受けることになる．
	B看護師：バルーンカテーテルを患者の肛門ではなく，誤って膣に挿入・固定．
	C放射線技師：バリウムの注入を開始．透視下でバリウムの大腸内への注入が確認できないため，カテーテルを確認したところ，カテーテルが膣に挿入・固定され，バリウムが膣に注入されていることを発見．
	B看護師：患者を清拭し，更衣をさせたうえ，再びバルーンカテーテルを患者の肛門に挿入・固定しようとしたが，再び誤って膣に挿入・固定．
	C技師とD技師：バリウムの注入を開始したが，大腸内への注入を確認できず．再度カテーテルを確認したところ，カテーテルは膣に挿入・固定され，バリウムが膣に注入されていることを確認．
	B看護師：もう一度，患者を清拭・更衣をさせ，注腸検査を実施．
患者側	慰謝料を求めて，提訴．

裁判所の判断

患者側請求認容（**A病院側敗訴**）損害賠償額110万円

- B看護師：バルーンカテーテルの挿入・固定の位置を誤ることは，少し注意をすれば避けられるもので，特に2回目は，再び誤ることのないように，慎重に挿入・固定すべきであった．
- 患者がこのような過誤を同じ検査中に連続して2回受けたこと，バリウムを注入された部位が膣であることを併せて考えると，患者は事故によって大きな精神的苦痛を受けた．

＊　＊　＊

　今回は，注腸検査でのカテーテルの膣への誤挿入です．尿道バルーンの挿入や大腸内視鏡検査でも，膣への誤挿入が報告されています．たとえば，鈴木博昭監修『ワンポイントアドバイス消化器内視鏡のトラブル防止マニュアル』（日本メディカルセンター，平成16年刊）に，大腸内視鏡の膣への誤挿入事例が2例紹介されています．肥満の女性の場合などには，臀部の肉がたれ下がり，肛門の位置が確認しづらくなることが理由の一つに考えられます．注腸検査のためのバルーンカテーテルを挿入する際は，臀部の皮膚を皮下組織とともに持ち上げるようにひっぱって肛門をよく確認し，カテーテルをきちんと挿入するまで，目視し続けるようにしましょう．介助の看護師などによるカテーテルや大腸内視鏡の挿入の際も，このことは徹底してもらいましょう．

　この事例では，病院側は検査終了直後に産婦人科医師が診察と膣洗浄を行い，当日の午

後には医師が事故の経緯を説明し，過誤を認めて謝罪しています．その後も，泌尿器科や産婦人科で診察や膣洗浄が行われ，退院前には骨盤のX線検査を行い，バリウムが膣に注入されたことを心配する必要はないと説明されています．判決文でも，「被告病院のこのような対応は，起こってしまった本件事故に対するものとして，適切なものであったということができる」と述べられています．

> **! クリティカルポイント**
>
> **大腸の精密検査はできるだけ内視鏡検査で．注腸造影検査では癌の診断が難しい場合あり．**

ケース 4-10 便潜血反応陽性のため受けた注腸造影検査で異常所見なしとされたが，その約11カ月後に大腸癌・肝転移により死亡した事例（大阪高裁平成12年2月25日判決，判例タイムズ1041号227ページ）

患　者 男性
経　過 平成3年初め以降：時々，腹痛あり．
　　　　3月19日：便潜血反応陽性の精密検査目的にて，**A病院**で注腸造影検査を受ける．上行結腸肝湾曲部に4，5本の縦走する陰影を認めるが，撮影の条件悪く，満足できる二重造影像は1枚のみで，質的診断は困難．
　　　　担当医師：「異常なし」と診断．
　　　　患者：その後も時々，腹痛あり．
　　　　平成4年2月14日：腹痛のため，別の**B病院**を受診，上行結腸肝湾曲部に低分化型腺癌および多発性肝転移を認める．
　　　　3月18日：大腸癌・多発性肝転移による肝不全で死亡（死亡時，39歳）．
遺族側 **A病院**の担当医師は，注腸造影検査での陰影が腫瘍性病変でないことを確認するための再度の注腸造影検査または内視鏡検査をすべきであったと提訴．
原審（大阪地裁平成10年3月27日判決，判例時報1663号117ページ）**の判断**
　　　　A病院の担当医師は，X線写真に正常構造とは異なる陰影が存在するから，再度の注腸造影検査か大腸内視鏡検査を行うべきであったが，再検査または大腸内視鏡検査により低分化型腺癌が発見されたことについて高度の蓋然性が存在していたとはいえないとして，遺族側の請求を棄却．
遺族側 検査後，3カ月ないし半年後に再検査を受ければ，病変を発見できたなどと控訴．
高裁の判断
遺族側請求認容（**A病院側敗訴**）損害賠償額約330万円
・担当医師は，異常陰影が癌であるかどうかを確定するため，再度の注腸造影検査か大腸内視鏡検査を行うべきであった．
・再検査をしていれば，癌が発見できた可能性はあり，患者は死亡した平成4年3月18日においてなお生存していたであろうと推認できる．

＊　＊　＊

　この事例は，地裁と高裁で判断が分かれた事例です．このように判断が分かれたのは，裁判所の因果関係の判断の違いによります．この事例の大腸癌はまれで，進行が早く，予後が不良である低分化型腺癌です．その初期像は十分に解明されておらず，早期癌の状態で発見されることはほとんどないと判決にも述べられています．地裁は，再検査もしくは大腸内視鏡検査を実施しても癌を発見できた高度の蓋然性が認められたとは言えないとして，担当医師の過失と死亡との間に因果関係はないと判断し，遺族側の請求を棄却しました．一方，高裁は，注腸造影検査から患者が死亡する11カ月の期間があり，文献によると大腸低分化型腺癌がステージⅠを過ぎた後に発見されても，適切な治療を行えば，意義のある程度に長時間の延命をもたらすことは不可能ではなかったとして，遺族側の請求を認容しています．

　ところで，この事例は30歳代の若年大腸癌の事例です．40歳未満の若年大腸癌はまれですが，けっしてないわけではありません．全大腸癌の数％に認められます．若年者でも，精密検査で癌が否定できない異常陰影を認めたら，必ず再検査もしくは別の方法で精査し，癌の有無について必ず診断するようにしましょう．

　注腸造影検査における癌の見落としなどが問題となった訴訟事例を以下に紹介します．現在，多くの施設では，検診の便潜血反応陽性の精密検査などは大腸内視鏡により行われるようになっています．しかし，まだ注腸造影検査が行われている施設があると聞きます．この事例のように，注腸造影検査では癌の診断が難しい事例もありますので，大腸の精密検査はできるだけ内視鏡検査で行うのがよいでしょう．

表4　注腸造影検査の読影・結果説明が問題となった訴訟事例

①東京地裁平成4年1月30日（判例時報1428号114ページ）
【経過】
　昭和58年7月，注腸造影検査を実施．担当医師は肛門から約6cmの部位に認められた大きさ1.5cm大の陰影（比較的平べったい隆起による陰影，A陰影）について，糞塊と診断し，直腸上部の大きさ1.5cmの陰影（無茎性の平べったい隆起による陰影，B陰影）については，直腸のたわみと診断し，それ以上の精密検査を勧めなかった．その約8.5カ月後，進行直腸癌が発見され，死亡．
【裁判所の判断】
・A陰影について，2枚のいずれの写真上同一部位に認められて移動していないから，担当医師はこれを糞塊と判断すべきではなかった．
・B陰影だけでは，直腸のたわみなどと見間違える可能性があったとしても，癌の可能性を含む隆起性病変を疑うべきA陰影の存在と合わせて考えれば，B陰影についても何らかの隆起性病変の可能性を疑うべきであった．

②静岡地裁沼津支部平成2年12月19日（判例時報1394号137ページ）
【経過】
　昭和58年7月，人間ドックで注腸造影検査を実施．担当医師は，直腸とS状結腸移行部に長径2cmの隆起性病変を認め，検査レポートに「直腸癌疑，CF（大腸内視鏡検査）要」と記載したが，これを失念したため，患者本人やその家族にその旨を告知したり，大腸内視鏡検査を勧めたりしなかった．昭和60年4月に直腸とS状結腸移行部に進行直腸癌を認め，肝転移（＋）．昭和63年7月，死亡．
【裁判所の判断】
・担当医師は，直腸癌の疑いのある病変を認め，大腸内視鏡検査が必要と診断したのであるから，自ら大腸内視鏡検査などの精密検査を実施するか，患者やその家族に他の適切な専門医療機関を受診するよう説明指導すべきであった．

若年性大腸癌（40歳未満）

頻度
40歳未満：1.8〜4.8%．
30歳未満：1.2〜2.2%．

男女比
非若年者と異なり，女性が多いとする報告多い．1：1.5程度．

部位
直腸が多いとする報告多い．

肉眼型
若年者は非若年者同様に2型がもっとも多いが，その割合は非若年者に比べ低率で，代わって3型の占める割合が高い．

組織型
若年者では，非若年者に比べ，分化度の低い癌や粘液産生癌が多い．

深達度
高度浸潤例が多い傾向にある．

リンパ管浸襲，リンパ節転移
若年者では，高度リンパ管浸襲と高度リンパ節転移が高率である．

予後
ステージ別の生存率は，非若年者と変わらないとする報告が多い．

⚠ クリティカルポイント

大腸内視鏡検査を行うにあたっては，最善の注意を尽くしても穿孔，出血などの偶発症の発生があることを必ず説明するように．

ケース4-11　腹膜炎の既往のある患者の大腸内視鏡検査時に大腸穿孔を生じた事例（岡山地裁平成15年4月2日判決，裁判所ホームページ判例検索）

患者　70歳，男性
既往歴　18歳時，虫垂炎→腹膜炎
経過　平成7年9月30日：肺炎のため，A病院に入院．肺炎は軽快．平常時と異なる腹部膨満感および蠕動音，便潜血陽性のため，A病院で大腸内視鏡検査を受けることになる．
患者：主治医に対し，腸に癒着があると大腸内視鏡検査は困難ではないかと尋ねる．
主治医：検査医のB医師に相談．
B医師：癒着の存在を念頭において，注意して検査すれば大腸内視鏡検査は可能であるし，実施できると返答．
主治医：患者にその旨，伝える．
患者：検査に同意．
10月17日検査中：S状結腸のあたりで，痛みと同時に穿孔→緊急手術．
平成11年2月：下腹部手術創に腹壁瘢痕ヘルニアがあると診断される．

患者側 大腸内視鏡検査の手技上の過失および危険性に関する説明が不十分であったと提訴．
裁判所の判断
患者側請求認容（**A 病院側敗訴**）損害賠償額約 170 万円
・痛みと穿孔がほぼ同時に生じたと考えられるため，検査医の B 医師に手技上の過失なし．
・主治医は，大腸内視鏡検査を行うにあたって，患者に最善の注意を尽くしても穿孔，出血などの発生がありうることの説明を行い，患者に検査を受けるか否かの判断の資料を与えるべきであった．

＊ ＊ ＊

　この事例は，手技とともに検査に関するインフォームド・コンセントの内容が問題とされた事例です．まず，大腸内視鏡の手技に関してですが，大腸に癒着がある場合には，癒着がない場合よりも，合併症の割合が高いという鑑定が出されています．そして，癒着の可能性が存在する患者に対して大腸内視鏡検査を行う場合には，癒着をはがすことによる大腸の損傷を避けるべく，慎重に内視鏡の操作を行うべき注意義務があると述べられています．癒着により内視鏡に抵抗のある場合は，患者に痛みが生じます．内視鏡施行医が，患者に苦痛の表情があるにもかかわらず，内視鏡の操作を続行し，穿孔を生じた場合は，過失があると評価できると述べられていますが，この事例では，痛みと穿孔がほぼ同時に生じたと考えられるため，検査医の B 医師には手技上の過失はないと判断されています．腹部手術歴などがあって腸管癒着の存在が疑われる患者に大腸内視鏡検査を行うことも多いですが，内視鏡操作において抵抗を感じるときや，痛みがあるときには無理をしないようにしましょう．

　偶発症のリスクの高い患者に対しては，特にインフォームド・コンセントが重要です．大腸内視鏡検査では，穿孔や出血といった偶発症が生じる危険性がありますから，検査前には，その危険性について具体的に説明し，患者に検査をうけるかどうかの判断の資料を与えるべきです．この事例のように病院側が検査・治療に伴う危険性を患者側に伝えない，もしくは低く伝えることにより，患者との間にトラブルが生じることがあります．検査の目的とともに，その危険性などに関する正しい情報の下で患者が検査・治療を受けるかどうかを決定するプロセスを侵害してはならないことを示した事例の一つと思われます．

　この事例において，主治医は，患者の癒着があるかもしれないから大腸内視鏡検査は困難ではないかという質問は，合併症を起こす危険があることに対しての不安であると理解したと証言しています．しかし，裁判所は，大腸内視鏡検査の問診も兼ねた調査用紙に，「検査に対する気持ちを○で囲んでください」との項目があり，患者は「気にしない」に丸をしていることからすれば，この問診の結果を知った主治医が，患者の癒着があるかもしれないから大腸内視鏡検査は困難ではないかという質問をしたことのみから，開腹手術をしなければならないような重大な合併症を起こす危険性を認識したうえでの大腸内視鏡検査について不安を抱いていると理解したというのは軽率であったと述べています．医師の理解と患者の理解にギャップがあることはしばしばあります．重要なことについては，憶測とならないように，十分にコミュニケーションをとるようにしましょう．

　大腸内視鏡検査の合併症は比較的高いことはよく知られています．大腸内視鏡検査の合併症により，訴訟に至った事例も散見されます．以下にそのような訴訟事例を二つ紹介します．いずれも穿孔を生じた事例ですが，2 例目は損害賠償額が約 5,000 万円と非常に高額であった事例です．

4．消化器疾患

表5　大腸内視鏡検査の合併症が関係した民事訴訟事例

①福岡地裁飯塚支部平成10年10月12日判決（判例時報1700号106ページ）
【患者】52歳，男性
【経過】A病院で二人法による大腸内視鏡検査を受ける．内視鏡がS状結腸に達する辺りで，痛みを訴えたが，検査は続行される．そのとき，画面は赤玉の状態．その後，穿孔を生じ，緊急手術（S状結腸に1cmの穿孔あり）．
【患者側】内視鏡操作に過失があったと提訴．
【裁判所の判断】患者側請求認容（A病院側敗訴）損害賠償額約420万円
・内視鏡操作医師は，モニター画面や患者の苦痛に十分な注意を払いながらスコープを操作すべきであった．
・助手の医師は，手に伝わる抵抗感などから穿孔の危険を感じていたのであるから，内視鏡操作医師の指示に従うべきではなかった．

②神戸地裁平成16年10月14日判決（判例時報1888号122ページ）
【患者】51歳，男性，航空会社国際線パイロット
【経過】定期検診の一環として，A病院において大腸内視鏡検査を受ける．検査中強い痛みがあったが，検査は続行される．検査終了後帰宅したが，腹痛が増し，腹部膨隆したため，A病院を再受診．大腸穿孔と診断され，緊急開腹手術を受ける．その後，大腸穿孔がもとで腹壁瘢痕ヘルニアや腸閉塞を起こす危険性から，国際線乗務を禁止され，月収として約46万円の減収をきたす．
【患者側】担当医師の大腸内視鏡検査の操作に過失があったと提訴．
【裁判所の判断】患者側請求認容（A病院側敗訴）損害賠償額約5,000万円
・腸管に脆弱性なし．
・大腸内視鏡検査の過程で穿孔が生じた以上，担当医師の内視鏡手技に過失あり．

⚠ クリティカルポイント

大腸ポリープの日帰り内視鏡治療の場合には，患者に対し手術の内容，食事内容，生活上の注意を具体的に説明するように．

ケース4-12　日帰りでの大腸内視鏡的ポリペクトミー後の療養方法の指導，説明が問題となった事例（大阪地裁平成10年9月22日判決，判例時報1690号94ページ）

患　者　56歳，男性

経　過　平成2年11月：**A病院**でS状結腸のポリープに対する日帰りでの内視鏡的ポリペクトミーを受ける．

　　　　　担当医師：ボルタレン®坐薬（鎮痛・解熱薬）や止血薬を処方．大量の出血もしくは坐薬を使っても軽減しない痛みがあるときには来院するように注意を与える．

　　　　　患者：約50分間自転車を押して徒歩で帰宅．夕食にお粥，梅干しなどを食べる．

　　　　　翌日の午前中：朝食をとり，自転車で買い物に行く．昼食は，通常どおりとる．

　　　　　午後：仕事をしていたところ，3時ころから腹痛があり，救急車で**A病院**に入院．ポリペクトミー部位に穿孔があり，緊急開腹手術．

患者側　ポリープ摘出後の適切な指示を受けていなかったなどと提訴．

裁判所の判断

患者側請求認容（**A病院**側敗訴）損害賠償額約180万円

・担当医師は，当日患者を帰宅させるのであるから，患者に対し手術の内容，食事内容，生活上の注意をして，その予後に万全の注意を払うべきであった．
・説明がなかったため，手術当日は約50分間自転車を押して帰宅し，翌日には自転車に乗って買い物に行くなどポリペクトミー施行後の患者としては危険な生活を送ったことが，穿孔を招来した．

＊　＊　＊

　この事例は，大腸ポリペクトミー後の療養指導が不十分なことが，穿孔に至ったと判断された事例です．この事例では，担当医師は，大量の出血もしくは坐薬を使っても軽減しない痛みがあるときには来院するようにと注意を与えています．しかし，これでは不十分と判断されています．一般に大腸ポリペクトミーなどの内視鏡治療後に注意すべきこととしては，まず，出血や穿孔などの偶発症を避けるために，局所の安静を保持する必要があります．このため，術後1週間は腹圧のかかるようなこと（例：重い物を運ぶような仕事）や激しい運動を避けるよう指導する必要があります．また，食事に関して刺激物や酒類を避け，暴飲暴食を避けるといったことを指導する必要があります．内視鏡治療後用のレトルトパック入りの食品なども販売されており，食事の管理が難しい患者などでは，利用する価値があると思われます．さらに，出血や穿孔などの偶発症の症状を具体的に説明するとともに，便性状を観察し，黒色便や下血のないことを確認することなども指導し，異常を感じたときには直ちに医師に連絡することについても説明しておく必要があります．DVDやパンフレットなどを利用して，患者に対し，詳細に，かつ，具体的に注意点の指導をするようにしましょう．また，このような注意は，内視鏡治療後のみならず，内視鏡治療の予約時などに行い，治療の予定を組む際も，患者に出張や旅行などの予定が入っていない時間的に余裕のあるときに行うなどの配慮をしましょう．患者側に対し，詳しく説明し，よく納得してもらってから治療を行うことが，患者側の満足度が高い，より良い医療につながるものと思われます．

　以下に，内視鏡的粘膜切除術（EMR）時の穿孔予防対策を示しますが，これは術中の穿孔のみならず，術後（遅発性）の穿孔予防にも有効と思われます．

参考　大腸ポリペクトミー・内視鏡的粘膜切除術（EMR）時の穿孔予防対策

① ポリペクトミーでは，スネアリング後病変を腸管内腔に吊り上げるようにするとともに，通電過多に注意する．
② EMRの場合は，スネアリングに際して，筋層を把持しないように注意する．具体的には，軽く吸引をかけながらスネアリングする際は，70〜80％絞扼した時点でいったん絞扼を中断し，送気を十分行い，筋層を十分伸展してから最終的な絞扼を完了する．
③ 通電しても，なかなか切除できない場合は，スネアリングをやり直す．
④ 内視鏡的粘膜下層剝離術（ESD）の穿孔率は，数％〜30％と高く，不慣れな内視鏡医が安易に行うべきではない．

（日本消化器内視鏡学会監修『消化器内視鏡ガイドライン第3版』（医学書院，平成18年刊）より引用，一部改変）

4．消化器疾患

> **クリティカルポイント**
>
> 薬剤投与開始後その薬剤を継続する場合には，薬剤性急性肝炎などの早期発見のために，必ず血液検査で肝機能などのチェックを．

ケース 4-13　脳血管障害に対する薬剤投与開始約 1 カ月後に，薬剤性急性肝炎を発症した事例（東京地裁平成 9 年 11 月 26 日判決，判例時報 1645 号 82 ページ）

患　者　69 歳，男性
経　過　平成 7 年 4 月 17 日：前日の朝，突然約 30 秒〜1 分間の回転性めまいが出現したため，**A 医療センター**を受診．
　B 医師（神経内科）：血液検査実施．GOT（AST），GPT（ALT）に異常なし．
　5 月 31 日：MRI，MRA 検査実施．脳血管障害（ラクナ梗塞）と診断される．
　6 月 7 日：B 医師：ロコルナール®（冠拡張薬）とパナルジン®（抗血小板薬）を 4 週間分処方．
　7 月 5 日：B 医師：患者に自覚症状がなかったことから，引き続き同じ薬を 4 週間処方．
　7 月 7 日：発熱，食欲不振，胃部不快感が出現．
　7 月 10 日：上腹部痛も出現．
　7 月 12 日：A 医療センターを受診．血液検査にて GOT 660 IU/L，GPT 1,058 IU/L と上昇．重症急性肝炎と診断され入院．ロコルナール® とパナルジン® 中止．薬剤リンパ球刺激試験でロコルナール® が陽性，肝炎ウイルスは陰性，薬剤性肝障害と診断される．GOT，GPT は 7 月 15 日を最高にその後低下．48 日間入院し，その後通院治療にて急性肝炎は全快．

患者側　B 医師に投薬過誤，または，経過観察の不備があったと提訴．
裁判所の判断
患者側請求認容（**A 医療センター**側敗訴）損害賠償額約 20 万円
・ロコルナール® などを患者に対し処方したことは問題なし．
・B 医師は，少なくとも 7 月 5 日の再診時，血液検査などを実施するなどして，患者が投与した薬剤によって肝炎などの副作用を被っていないかどうか，そのおそれがないかどうかについて的確に把握すべきであった．

＊　＊　＊

　ロコルナール® の添付文書には，「ときに GOT，GPT 等の上昇があらわれることがあるので，観察を十分に行い，異常が認められた場合には投与を中止すること」という記載があり，パナルジン® の添付文書にも同様の内容の記載があります．つまり，これら薬剤は，副作用により GOT や GPT の上昇，黄疸などの急性肝炎をもたらす危険性があるので，投与後は患者の経過観察を十分にすべきということです．医師には，少なくとも医薬品の添付文書に記載された使用上の注意事項は順守する必要があります．裁判所は，①肝障害の発症を自覚症状のみによって早期に察知することは通常の場合困難であること，②ロコルナール® やパナルジン® を長期間服用して副作用などがないことが判明している患者とは異なり，これら薬剤が患者の体質などに適合するかどうかが極めて不確実な段階にあった

こと，③患者は A 医療センターに近い自宅で療養しており，その患者について血液検査を含めて経過観察することは容易であったことなどから，担当医師少なくとも7月5日の再診時の，薬剤投与を継続する時点において，血液検査を実施するなどして，患者が肝炎などの副作用を被っていないかどうか，そのおそれがないかどうかについて的確に把握しておくべきであったと判断されています．

御存知のとおり，「ときに GOT，GPT 等の上昇があらわれることがあるので，観察を十分に行い，異常が認められた場合には投与を中止すること」というような注意書きは，ロコルナール®やパナルジン®に限らず，ほとんどすべての薬剤の添付文書に記載されているものであり，薬剤性肝障害はどの薬剤でも起こりうるものです．薬剤性肝障害は投与初期に生じやすいため，薬剤投与開始後2もしくは4週間後には，一度，肝機能を含めて血液検査を行う必要があると思われます．薬剤性肝障害が劇症化して死亡し，訴訟に至った事例（横浜地裁昭和63年3月25日判決，判例時報1294号89ページ）もあります．

薬剤性肝障害

原因
薬剤性肝障害はアレルギー性機序に基づくものと中毒性機序に基づくものとに大別される．医薬品による肝障害はアレルギー性機序によるものが主であり，細胞性免疫の遅延型過敏反応によるものと考えられている．多くの薬物は分子量1,000以下の低分子化合物であり，このような大きさのものは，本来それ自体では抗原性にはなりにくいものであるが，キャリア蛋白と結合することにより抗原性を獲得し，免疫系を介して細胞障害を引き起こすと考えられている．

症状
臨床的には，①肝細胞障害型，②胆汁うっ滞型，③混合型の3型に分類される．自覚症状としては，全身倦怠感，食欲不振，悪心，皮膚掻痒感，発疹，黄疸などがあり，胆汁うっ滞型では掻痒が著しい．臨床検査値としては，GOT，GPT，γ-GTP，ALP，LDH，総ビリルビン値の上昇，好酸球の増加が認められる．薬物性肝障害が重篤な状態になると，血清総ビリルビン濃度のさらなる上昇，プロトロンビン時間の延長，肝性昏睡などが出現する．

治療
できるだけ早期に診断し，被疑薬を直ちに中止する．

肝障害軽度の場合：薬剤中止により自然に改善する．

肝障害中等度以上（GOT 300 IU/mL 以上，T. bil 5 mg/dL 以上）：入院のうえ，経過観察．悪心が強いときは補液．通常は無治療で改善する．薬物治療が必要なのは，肝細胞障害型と胆汁うっ滞型の高度な症例で，トランスアミナーゼや黄疸が遷延する例．

肝細胞障害型：グリチルリチン製剤（強力ネオミノファーゲンシー®）など

胆汁うっ滞型：ウルソデオキシコール酸（ウルソ®），プレドニゾロン（プレドニン®）など．

5．代謝疾患

> **！クリティカルポイント**
>
> 高校生などの社会経験が乏しい患者で，診察に家族が同伴してきていれば，家族に家庭での状況についても確認を．患者本人の話だけでは，重要な情報が抜け落ちることあり．

ケース 5-1 腹痛，悪心を訴えた高校生が，診察の翌日，糖尿病性昏睡により死亡した事例（広島地裁尾道支部平成元年5月25日判決，判例時報1338号127ページ）

患　者　16歳，男性
理学的所見　身長157.4 cm，体重94.6 kg（肥満あり）
経　過　昭和56年8月7日：母親に足がふらふらする，体がだるいと訴える．
　　　　8月8日：食欲がなく，体がだるいため，**A医院**を受診．担当医師に対し，腹痛，吐き気，つかえた感じがあることなどを訴える．
　　　　担当医師：急性胃炎と診断し，その治療を行う．
　　　　患者：帰宅後，家族に強い口渇を訴え，ジュースなどを多飲．
　　　　8月9日：「しんどい．のどが乾く」と訴え，母親と再度**A医院**を受診．患者のみ診察室に入る．患者の主訴は吐き気，腹痛．担当医師に対し，ジュースを飲んでもよいかと質問．
　　　　担当医師：ジュース，プリンはいいが，コーラのような刺激のあるものはダメだと伝える．急性胃炎の治療を行う．
　　　　患者：帰宅後も強い口渇を訴え，ジュースを多飲したり，アイスキャンディーを食べたりする．
　　　　同日午後6時30分ころ：別の**B病院**で診察を受ける．このときは立って歩きにくい状態で，嘔吐，意識障害，呼吸障害あり．尿糖1 g/dL，血糖760 mg/dL．糖尿病性昏睡と診断され，C病院へ転送．治療が行われたが，翌日午前1時40分死亡．
遺族側　A医院担当医師が糖尿病を見落としたなどと提訴．
裁判所の判断
遺族側請求認容（**A医院側敗訴**）損害賠償額約1,600万円
・2回目の診察時，患者はジュースを飲みたがっており，言葉不十分ながら口渇，多飲を訴えていたと考えられる．
・社会経験の乏しい患者の不完全な主訴のみに依存せず，待合室で待っている家族に対し家庭内における症状について補充的に説明を求めるべきであった．
・そうすれば，糖尿病に典型的な症状である口渇，多飲を訴えていることに気づき，若年性糖尿病を疑うことができた．

＊　＊　＊

　これは，若年発症の糖尿病の事例です．自覚症状が出現して，2日で糖尿病性昏睡となり，死亡という急な経過をたどっています．この事例のように，それまで糖尿病と診断されていなかったのにもかかわらず，急激に糖尿病性昏睡を発症して死亡する例が時々みられます．この事例のように，10歳代の若年者にもみられるため，注意が必要です．肥満がない患者にもみられることがあります．口渇，多飲，腹痛や悪心などを訴える患者を診察する場合には，たとえ10歳代でも，血液検査で血糖などについてもチェックを行う必要があると思われます．

　最近，劇症1型糖尿病が話題になっています．この疾患は，自己免疫が関与しない特発性1型糖尿病の亜型で，「きわめて急速に膵臓β細胞が破壊され，ケトーシスあるいはケトアシドーシスで発症する糖尿病．発症時，血糖は著明高値であるのに，HbA_{1c}は正常上限〜軽度上昇にとどまる」と定義されています．数日の診断の遅れが，まさに命取りとなることがあり，要注意の疾患です．

　ところで，この事例で重要な点は，社会経験の乏しい患者の場合で，家族が病院に同伴している場合には，その家族に対し，家庭内における状況について補充的に説明を求めるべきと判断されている点もあるでしょう．たしかに，特に男子の場合，口べたのことがよくあります．患者本人の話だけでは重要な情報が抜け落ちる場合があります．正しい診断には，十分な情報が必要なことはいうまでもありません．高校生などの社会経験が乏しい患者が，診察室に1人で入ってきた場合，家族が同伴しているかどうかを確認し，家族が同伴してきていれば待合室にいる家族を診察室に呼んだりして，家庭での状況を確認するという手間を惜しまないようにしましょう．

　なお，この事例では，①患者がまだ高校1年生で社会生活経験が浅いため，病気の症状を的確，正確に医師に告げる能力が十分にあったとは考えられないのに，診察を受ける際，保護者が付き添わなかったこと，②患者はジュース，アイスキャンディー，プリンなどを常識の範囲を超えるほど多飲食しており，糖質の多いこれらジュースなどの多飲食が，その後の病状激変の大きな原因となっていることから，生じた損害のうち7割は，原告側の過失として控除されています．

糖尿病性ケトアシドーシス

病態

　極端なインスリン作用の不足により，高血糖と浸透圧利尿による脱水，ケトン体産生により血液が酸性に傾いた状態がケトアシドーシスである．高血糖によるグルコース毒性が，さらにインスリンの分泌と作用の低下を招き，悪循環をもたらす．進行すれば，中枢神経機能の低下から昏睡に至り，そのまま放置すれば，死に至る．通常，1型糖尿病の発症時やインスリン治療中断時にみられるが，2型糖尿病でも清涼飲料水多飲などにより発症しうる．

診断

　症状：アセトン臭，脱水症状，悪心，嘔吐，腹痛，神経症状
　血糖値：200〜2,000 mg/dL，600 mg/dL 程度のことが多い．
　動脈血pH：6.8〜7.3，平均7.15
　尿検査：ケトン体陽性

5．代謝疾患

治療

① 昏睡状態であれば，気道確保，胃管挿入など．
② 補液：生理的食塩水 500〜1,000 mL/時，初期 2 時間．以後は 1,000〜2,000 mL/4 時間くらいで．
③ インスリンの投与：即効型インスリン（ヒューマリン®，ノボリン® など）0.1 単位/kg を静注．以後は 0.1 単位/kg/時で静脈投与．
④ カリウムの補給：正カリウム血なら 10〜20 mEq/時，低カリウム血なら 20〜40 mEq/時の補給を行う．

・受診当日は，血糖を下げすぎないようする．目標は 250〜300 mg/dL とし，300 をきったら，5%ブドウ糖液やソリタ® T3 号などのブドウ糖含有電解質液に変更し，インスリンを 1〜2 単位/時に落とす．
・落ち着くまでは，1 時間ごとに血糖，電解質をチェックする．
・血漿浸透圧 320mOsm/L 以下，血糖 300 mg/dL 程度，血清 Na，K などの電解質は正常範囲内，血圧・尿量の確保を目指す．

6. 腎疾患

> **⚠ クリティカルポイント**
>
> 紹介患者の精神疾患ゆえに長期透析導入の適応なしと判断するのには，紹介医に相談してから．

ケース 6-1 長期血液透析を必要とする腎不全患者が，精神疾患があることを理由に透析導入されず，死亡した事例（福岡高裁平成9年9月19日判決，判例タイムズ974号174ページ）

患　者　昭和23年生まれ，女性
経　過　平成2年8月3日：**A病院**（精神科）に入院．
　　　　精神状態：幼児的で看護師に依存し，こまごまとした身の回りの世話を看護師に要求．糖尿病があるので，自由に飲食できないことの説明を受けても，菓子類を求めてきかないという状態．
　　　　精神科の診断：ヒステリー
　　　　8月中旬以降：便・尿失禁目立つ．腹部を圧迫して排尿するようになる．
　　　　血液検査：BUN 28.7，クレアチニン 1.2，Na 145，K 4.6
　　　　精神状態：感情の乱れはあるものの会話は成立し，意思疎通に支障なし．
　　　　平成3年1月：担当医師「非常に経過良好，身体的にも精神的にも介助は要らない」との感想を持つまでに回復．
　　　　5月13日：神経因性膀胱（尿閉），水腎症のため，**B医院**（泌尿器科）に転院．
　　　　血液検査：BUN 60.1，クレアチニン 2.0，Na 142，K 6.0
　　　　転院後，尿道バルーン留置→看護師による導尿（1日5〜6回）．
　　　　7月11日：**A病院**に帰院．同日の血液検査：BUN 95.7，クレアチニン 9.0
　　　　7月12日：腎機能が悪いため，**県立C病院**に紹介．紹介状には「精神症状（ヒステリー）」「精神症状悪化（わがまま）」「自己導尿を指導しましたが，頑として聞き入れず，ヒステリーのためか勧めればすすめるほど水分を摂ってくれません，やっかいなケース」との記載あり．
　　　　C病院D医師：診察後，家族に対して，血液透析は容易なものではない旨を説明し，**A病院**に戻るよう指示．
　　　　7月15日：顔面浮腫著明，BUN 112.2，クレアチニン 11.4，Na 125，K 5.4
　　　　7月16日：再度，**C病院**に紹介．
　　　　7月17日：**C病院**に入院．
　　　　患者および家族：担当医師に対し，身体症状を改善してほしい，血液透析してほしいと伝える．
　　　　D医師：精神症状の評価後に判断したいと返答．

<u>7月18日</u>：傾眠傾向，言葉は断片化，幻覚も（＋）．
C病院精神科医：統合失調症（精神分裂病）と診断．
D医師：患者の家族に，患者の自己管理能力がないことを理由に，透析導入しないことを伝える．
<u>7月19日</u>：**A病院**に帰院．
<u>7月20日</u>：死亡．

遺族側 C病院に対し，D医師は血液透析を行うべきであったなどと提訴．

裁判所の判断

遺族側請求認容（C病院側敗訴）損害賠償額約660万円

- 患者には精神疾患があったものの，さほど重度のものではなく，精神科治療を平行して行えば，血液透析を行うことは可能であった．
- 長期血液透析の適応についての判断材料は，C病院におけるものおよびA病院担当医師ないしB医院担当医師に照会することにより容易に知り得たのであるから，C病院のD医師は照会すべきであった．
- 7月12日の段階では，まだ病状に余裕があり，将来的な透析の継続困難を見越し，本人および家族の意思を再確認するため，一時的に受け入れを留保するのは，医師の裁量の範囲内．
- 7月17日の段階では，もはや末期の腎不全であり，救命するためには血液透析を行う以外に方法はなかったことから，透析を行うべきであった．

* * *

　慢性腎不全末期患者に対して，保存療法では腎不全症状の改善が望めないときには，透析療法を開始するのが原則です．しかし，例外もあります．この事例の判決では，この例外の基準が明らかにされています．すなわち，透析療法開始の例外は，少なくとも医師が心身の治療を行っていても，患者が興奮したり暴れたりして血液透析の施行自体が困難となったり，日常の自己管理ができず，血液透析を施行しても死亡する事態となることが，近い将来に予想されるか，腎不全状態が改善されても，退院して日常生活を営みうる可能性がない場合などの事情がある場合です．これに当てはまらない場合は，透析担当医師は血液透析をなすべき義務があるとされています．

　この事例では，C病院D医師は患者の精神症状から自己管理能力がないと判断し，透析導入しないと決定しました．しかし，裁判所は，まず，透析自体が実施可能かどうかについて，患者は，A病院の担当医師から「血液透析が必要．我慢して受けるように」といわれて，「はい」と答えたうえに，県立C病院入院時に看護師に対し，「早く元気になって帰りたい」と述べていたこと，また，それまで毎日，長時間の点滴を受けて支障がなかったことから，精神科治療をあわせて行うことのできる施設であれば，血液透析の実施に当面支障のおそれはなかったと判断しています．また，日常の自己管理については，入院中は，特段の監視や管理を行わなくても特に問題を生じない可能性があり，退院後については，自宅での生活ではかなり不安が残るといわざるを得ないが，退院して日常生活を営みうるかという点で検討するのが相当と述べています．つまり，この事例では長期血液透析導入の適応があったと判断されています．

　そして，これらの判断材料は，C病院精神科医およびA病院担当医師ないしB医院担当医師に照会することによって容易に知り得るものであったのにもかかわらず，D医師がA病院担当医師およびB医院担当医師に照会を行わず，透析の適応がないと判断したことに

過失があったと判断されています．精神疾患合併患者に対して，精神症状から実施困難もしくは自己管理困難という点で透析療法の適応なしと判断するには，自院に精神科医がいれば自院の精神科医に相談するとともに，紹介先の主治医に確認するなどして，精神状態を確認する必要があります．これは，透析療法に限らず，胆汁うっ滞に対する経皮経肝胆管ドレナージ（PTCD）留置など適切な管理が必要な治療においても同様でしょう．

このように慢性腎不全末期で保存療法では腎不全症状の改善が望めない患者に対して，透析療法を行わないという決定を行う際には，特に慎重な判断が必要です．複数の医師が勤務する病院であれば，慎重を期するために，担当医一人の判断だけではなく，医局会などで検討を行って，その判断に間違いがないことを複数の医師間で確認しておくことも大切と思われます．

なお，裁判所は透析療法を開始しても，その後に日常の自己管理に問題が発生したときには，事情によっては，特別の対応を取らないで成り行きにまかせたり，血液透析の施行自体が困難な事態となれば，これを中止することも許容されることもあると述べています．

参考　慢性透析療法の透析導入の適応

慢性腎不全末期患者が，保存療法では腎不全症状の改善が望めないとき透析療法に導入される．導入の基準は下記の①，②，③項のうち2項以上が存在するとき．

① 臨床症状
    1）体液異常（管理不能の電解質，酸塩基平衡障害）
    2）神経症状（中枢・末梢神経障害，精神症状）
    3）消化器症状（悪心，嘔吐，食思不振，下痢など）
    4）血液異常（貧血（近年ではrhEPO不反応性となった貧血），出血傾向）
    5）循環器症状（重篤な高血圧，心不全，心包炎）
    6）体液貯留（全身浮腫，肺浮腫）
    7）視力障害
② 腎機能障害
    Scr 8 mg/dL 以上
    Ccr 10 mL/分以下
③ 日常生活能の障害
    小児，高齢者，糖尿病性腎症例，悪性高血圧，血管炎による腎不全例では上記基準にこだわらない．

（原　茂子．日腎会誌 45：65-75，2003 より引用）

Q　すべきことをしなかった（不作為）ことと結果との因果関係は？

A　過失のある医療行為と結果（損害）との因果関係を考える場合，何らかの積極的な行為があれば，その関係は判断しやすいでしょう．たとえば，健常者の大腸内視鏡検査の際に，管腔が確認できない，いわゆる「赤ダマ」の状態にもかかわらず内視鏡を強い力で挿入するなどの問題のある内視鏡操作中に大腸穿孔を生じたような場合，医師の過失（問題のある内視鏡操作）と結果（大腸穿孔）との因果関係は問題とならないでしょう．

これに対して，すべきことをしなかったことと結果の因果関係を考える場合はどのように考え

られているのでしょうか．医師が肝硬変の患者を経過観察するのに，約3年間，肝癌の腫瘍マーカーであるアルファ・フェトプロテイン（AFP）検査と腹部超音波検査を行っておらず，肝癌を発見できなかった事例（最高裁平成11年2月25日判決，判例タイムズ997号159ページ）をみてみましょう．この事例で裁判所は，「医師が注意義務を尽くして診療行為を行っていたならば患者がその時点でなお生存していた高い蓋然性が証明されれば，医師の不作為と患者の死亡との間の因果関係は肯定される．その後患者がどれだけの期間生存しえたかは，主に逸失利益その他の損害額算定にあたり考慮すべき事項であり，因果関係の存否に関する判断を左右しない」と述べ，医師の不作為の過失と患者の死亡との間の因果関係を認めています．つまり，医師がある診療行為を行っていれば，高い確率でその時点で悪い結果が起こらなかったということが証明できれば，医師の不作為と結果の因果関係は認められます．

そして，その後，「医療水準にかなった医療が行われていたならば患者がその死亡の時点においてなお生存していた相当程度の可能性の存在が証明されるときは，医師は，患者に対し，不法行為による損害賠償する責任を負う」として，死亡自体との間に因果関係が証明されない場合でも，医師の責任が生じうるという判断が出されています（最高裁平成12年9月22日判決，判例時報1728号31ページ）．この「相当程度の可能性」の理論は，患者に重大な後遺症が残った場合にも適用されています（最高裁平成15年11月11日判決，裁判所ホームページ判例検索）．

> **! クリティカルポイント**
>
> **たとえ20歳代の若年患者で，症状がもともとある疾患の典型的症状に合致しているとしても，必ず悪性腫瘍は鑑別にあげて，検査の実施を．**

ケース6-2　紫斑病性腎炎として治療していた20歳代の若年患者が，腎癌で死亡した事例（松山地裁平成10年3月25日判決，判例タイムズ1008号204ページ）

患者　昭和37年生まれ，男性

経過　昭和62年3月16日（25歳時）：両下肢から臀部などの出血斑のため，**A病院**（総合病院）皮膚科を受診し，紫斑病と診断され治療を受ける．

昭和62年6月27日：皮膚科から紹介され，同病院内科を受診．尿検査：蛋白（2＋），尿沈渣：赤血球30～40/HPF，血液検査：クレアチニン1.3 mg/dL，血清IgA 423 mg/dL．
B医師（腎臓内科）：紫斑病性腎炎と診断，経過観察のため3カ月後の再受診を指示．

10月22日：尿検査：蛋白（±），尿沈渣：赤血球10～20/HPF，血液検査：クレアチニン1.2 mg/dL，血清IgA 443 mg/dL．
B医師：3カ月ごとの受診を指示．

昭和63年6月2日（26歳時）：診察を受ける．1日だけ肉眼的血尿があったと訴える．尿検査：蛋白（2＋），尿沈渣：赤血球60～70/HPF，血液検査：クレアチニン1.0 mg/dL，血清IgA 407.9 mg/dL．
B医師：肉眼的血尿は紫斑病性腎炎の急性増悪と説明．

昭和64年1月5日：B医師に肉眼的血尿が2回あったと訴える．
B医師：紫斑病性腎炎の悪化と判断．

平成元年2月8日：別のC病院を受診．左腎に腫瘤を触知．精密検査にて腎細胞癌と診断される．
2月23日：左腎摘出手術を受ける（進行度T4，細胞の悪性度はグレードⅢ）．術後，胸部および肺転移（+）．
9月19日：死亡（死亡当時27歳）．

遺族側 A病院に対し，B医師の診療に過失があったと提訴．

裁判所の判断

遺族側請求認容（A病院側敗訴）損害賠償額約550万円

- B医師は初診時もしくは2回目の診察時（10月22日）に顕微鏡的血尿から腎癌を疑い，超音波検査などの精密検査を行うべきであった．
- 昭和63年6月以降は肉眼的血尿を認めたのであるから腎癌を疑い，超音波検査などの精密検査を行うべきであった．

＊　＊　＊

　この事例は，たとえ20歳代の若年患者で，症状がもともとある疾患に合致する場合でも，それのみと決めつけて，他の疾患，特に悪性疾患を疑わないことは大変危険であることを示した事例と思われます．患者は皮膚科で紫斑病と診断されていたため，血尿は紫斑病性腎炎によると，担当医師は即断し，腹部超音波検査などの画像診断を行わなかったために，腎癌の合併を見落としてしまいました．確かに患者は25歳と若年者ですが，癌である可能性は否定できず，また，腎結石など他の疾患合併の可能性も考えられるため，初診後，速やかに腹部超音波検査などを実施すべきであったと思われます．裁判所も，初診時，遅くとも2回目の診察時に，超音波検査などの精密検査を行うべきであったと判断しています．さらに，昭和63年6月以降には，肉眼的血尿が生じているのにもかかわらず，一度も超音波検査などの精密検査が行われていないのも担当医師の過失であると判断しています．

　なお，病院側は，紫斑病性腎炎に腎癌が合併したという報告例はなく，若年成人に腎癌が発症することは極めてまれであるから，腎癌を疑って精密検査をしなかったことに過失はないと主張しました．これに対して裁判所は，若年者に腎癌が発生する例は比較的まれではあるが，20歳代にも発病しないわけではないこと，紫斑病性腎炎に罹患していれば腎癌には罹患しないなどといったことが医学上いえない以上，その併発がまれであることをもって，腎癌についての検査義務を免れることはできないとして，病院側の主張を排斥しています．

　この事例では，患者に生じた腎癌の細胞の悪性度がグレードⅢともっとも悪性のもので，予後が不良（若年者のハイグレードの腎癌について，全例が1～2年で死亡しているとの報告例もあり）なため，担当医師の過失と患者の死亡との因果関係も問題とされました．この点については，昭和62年7月あるいは10月の時点で超音波検査が実施された場合，腎癌を発見できた可能性が高いものの，発見できなかった可能性もあり，発見されていた場合でも，救命の可能性は極めて低く，死亡の結果は変わらなかった可能性が高いと判断されています．しかし，延命の可能性はあったとして，500万円の慰謝料が認められました．この額は，延命可能性が争われた訴訟事例のなかでは，比較的高額です．これは，長期間一度も精密検査を行われなかったことや，A病院が地域の中核病院であったこと，担当医師は腎臓内科の専門医であって，患者は病院および担当医師に全面的信頼を寄せていたと

推認されることから，憤りが強かったことがうかがわれること（患者自身が腎癌の早期発見の機会を失したことに無念の心情を示していた），患者が死亡当時 27 歳と若年であったことが考慮されたものです．

若年性腎癌（40 歳未満）

頻　度
全腎癌の 3.5％前後．

男女比
通常の腎癌は男性に多いのに対し，若年性腎癌では女性がやや多い（約 60％）．

組織型
乳頭型が多い（約 20％）．石灰化が高頻度にみられる（約 50％）．

症　状
血尿がもっとも多い（約 40％）．次いで，腹部腫瘤（約 15％）．ただし，腹部腫瘤が主訴となるのは成人で約 4.5％，小児で約 30％といわれる．

核異型
G1，G2 が 60～90％を占める．異型度は低い傾向．

予　後
ステージ別にみると，若年者のほうが非若年者より生存率がよいとの報告が多い．その理由として，若年者においては，腫瘍宿主間免疫機構がより効果的に機能することが示唆されている．若年性腎癌では，診断時，ステージの低い症例が多いこと，病理組織学的にも異型度が低い症例が多いことから，予後は比較的良好とされる．

7. 整形外科疾患

> **!** **クリティカルポイント**
>
> 局所麻酔薬を筋肉内に浸潤麻酔する際には長い針を使用しない．深く刺入するとくも膜下ブロックを生じ，急変することあり．

ケース 7-1 肩こりに対して行った麻酔薬の局所投与後，患者が急変した事例（大津地裁平成8年9月9日判決，判例タイムズ933号195ページ）

患　者　58歳，女性
経　過　平成3年7月29日午後5時30分ころ：肩こりの治療のため，**A医院**（内科・胃腸科・循環器科）を受診．
担当医師：肩こりに対して局所注射のため，キシロカイン®注射液1％（麻酔薬）5 mL，ノイロトロピン®（抗アレルギー薬）3 mL，ヌトラーゼ®（ビタミン製剤）20 mgの混合液約9 mLを用意．注射針は23ゲージで長さ5 cmのものを使用．患者をいすに腰掛けさせて，患者の背後に座り，頸部の第4～6頸椎の高さの右外側約2.5 cmの部位に注射針を刺入．注射針が刺入された瞬間，激痛あり．針は手元に1～1.5 cmは余っていたという印象．
担当医師：注射針が頸椎横突起に当たったためであると判断し，その位置から注射針を2, 3 mm引き抜いたところで約1 mLの薬液を注入．そこで針の方向を変え，血液の逆流の有無を確認しながら，針を上下に向けたり，左右に向けたりしながら，大体5, 6回に分けて注射液を浸潤させる．
患者：注射終了2, 3分後に右肩，右上腕のしびれを訴える．その後，ショック状態となり，救急措置が行われる．
午後6時過ぎ：**B総合病院**に救急車で搬送．植物状態が続いた後，同年8月20日死亡．
遺族側　A医院担当医師の局所注射の施行上の過失があったと提訴．
裁判所の判断
遺族側請求認容（**A医院**側敗訴）損害賠償額約3,900万円
・死因は，注射針が神経鞘あるいは髄腔内まで到達し，キシロカイン®を含む薬液がくも膜下腔に流入し，頭側に拡散して脳幹部に作用して心肺停止を生じたことによる．
・医師は単に筋肉内に浸潤麻酔をしようとしていただけであったのであるから，短い針を使い，浅い部位に注射すべきであった．

* * *

　整形外科だけでなく，一般内科開業医の外来などでも，肩こりなどに対して，筋肉内に浸潤麻酔（トリガーポイント注射）を行うことはあると思います．この事例の手技をみて

みると，神経ブロックが意図されたわけではありませんが，深頸部に局所麻酔剤を注入するという点で，深部頸神経叢ブロックと同様の合併症発生の危険を伴うものです．深頸部への神経ブロック時に針が神経鞘内に穿刺され，局所麻酔剤が硬膜外やくも膜下に流入して，いわゆる全脊椎麻酔状態（呼吸停止，意識消失など）になったという症例はまれではなく報告されていますので，基本的にこのような手技は用いるべきではないと思われます．

普通の体格の場合，針を 2 cm 刺入すれば頸椎の横突起に直接当たるとされています．さらに，ペインクリニックの解説書では，深部頸神経叢ブロックを施行するにあたっては，3.2 cm の針を使用することとされており，吸引テストを行って何も吸引されない場合にも，くも膜下ブロック（くも膜下腔への麻酔薬の流入）が起こることがあり，くも膜下ブロックを防止するためには，針をむやみに深く刺入しないこと，針の刺入方向にも注意して頭側に向けないことなどに注意しなければならないとされています．この事例の担当医は，単に筋肉内に浸潤麻酔をしようとしていただけにもかかわらず，5 cm の注射針を用いており，頸椎横突起に当たるほどの深さまで針を刺入するという危険性の高い行為を行ったことに過失が認められています．

くも膜下ブロックを生じた場合には，迅速かつ適切な救命措置が大切です．適切な救命措置が行われれば，局所麻酔の作用が消失するにつれ，数時間で元どおりに回復します．この事例では，救命措置の際，ノルアドレナリンなどが投与されておらず，救命措置を十分に行わなかった過失があったと判断されています．

トリガーポイント注射

① トリガーポイント：圧迫や針の刺入，加熱または冷却などによって，局所性の圧痛および関連痛がみられる体表上の部位．患者はもっとも「こり」の強い部位として訴えることが多い．
② トリガーポイント注射：筋・筋膜痛でみられるトリガーポイントに局所麻酔薬を注射する鎮痛法．

適応
① 筋・筋膜痛症候群*
② 他の疾患によって二次的に生じた筋緊張による痛み

奏効機序
痛みの悪循環における筋緊張を改善することによって，悪循環を断ち切る．

手技
① 患者自身に示してもらった一番痛い部位を指で圧迫し，痛みが発現することを確認する．
② 針の刺入部位の近傍をあらかじめ指で圧迫しておくと，刺入時の痛みを軽減することができる．
③ 25～27 G の針を素早く皮下まで刺入する．さらに針先を進める．筋膜を貫くときには，軽い抵抗があった後に，「プツン」とした感覚が得られる．
④ 吸引によって針先が血管内に入っていないこと，また部位によって肺を穿刺していないことを確かめた後に，薬液（0.5～2%キシロカイン® など）を注入する．薬液を注入する深度としては，筋膜直下への注入が望ましい．筋膜上では拡がりすぎ，皮下でも望ましい効果が得られない．注入により，皮膚が盛り上がるようであれば，刺入深度が浅す

ぎる．注入がトリガーポイントに命中しているときには，患者は，「こたえます」とか「響きます」などと表現する．
⑤　抜針はできる限り緩徐に行う．

合併症
血腫，気胸，めまい・ふらつき，筋力低下，神経損傷など．

*筋・筋膜痛症候群

診断基準
主基準
① 痛みの訴えが局在的である．一つあるいは二つの筋肉に痛みやこり．
② トリガーポイントへの刺激によって関連痛が生じ，関連域には知覚状態の変化も認める．
③ 筋肉内の緊張帯を触れる．
④ 筋肉内の圧痛点が存在する．
⑤ 測定可能な場合には，ある程度の可動域の制限がみられる．

副基準
① 圧痛点を押すと，痛みや知覚状態の変化が再現される．
② 緊張帯を横方向に弾くと，局所攣縮反応が起こる．
③ 針の刺入によっても局所攣縮反応が起こる．
④ ストレッチ運動や圧痛点への注射により，痛みが緩和される．

8. 皮膚科疾患

> **！クリティカルポイント**
>
> ステロイドは安易に使用しない．また，長期に投与していたステロイドを急に中止すると，ステロイド離脱症候群を起こすことあり．

ケース 8-1　せつ腫症，痒疹に対するステロイドの投与方法が問題となった事例（札幌地裁平成 14 年 12 月 24 日判決，裁判所ホームページ判例検索）

患　者　昭和 27 年生まれ，女性
経　過　平成 10 年 1 月 26 日：身体にできた湿疹を掻き過ぎて皮膚を化膿させてしまったため，**A 医院**を受診．
　　　　担当医師：せつ腫症（躯幹），痒疹（四肢）と診断（せつ腫症：黄色ぶどう球菌などが毛孔から侵入したことによる化膿性炎症である「せつ」が身体各所に相次いで発生するもの．痒疹：激しいかゆみを伴い，慢性，再発性に経過する丘疹またはじん麻疹様小結節）．
　　　　2 月 13 日以降：デキサメタゾン（ステロイド）（0.5 mg）を 1 日当たり 3 錠を連続して 7 日間服用し，その後 7 日間は服用しないという服用方法（以下「7 投 7 休法」という）を指示．
　　　　10 月 11 日以降：患者の父が死亡し，その対応に追われていたことから，薬を飲み忘れる．吐き気，食欲不振，不眠，脱毛，異常発汗，胸痛，咳，痰などの症状出現．
　　　　11 月 2 日：**A 医院**担当医師に対し，疲れやすく，毛が抜けると訴える．
　　　　11 月 19 日以降：手足の筋肉や関節が痛くなり，ベッドから起き上がることもできなくなり，倦怠感なども出現．
　　　　平成 11 年 1 月 27 日：別の **B 病院**を受診．ステロイド離脱症候群と診断され，ステロイド漸減療法を受ける．
患者側　**A 医院**担当医師にステロイドの投与方法などに過失があったと提訴．

裁判所の判断

患者側請求認容（**A 医院**側敗訴）損害賠償額約 1,100 万円

- A 医院担当医師は，患者の疾患がせつ腫症（躯幹），痒疹（四肢）と診断したのであるから，まず，非ステロイド抗炎症薬を選択すべきであった．
- 次にステロイドを選択するとしても，外用薬（軟膏）の塗布などの局所的投与方法を選択すべきであった．
- 最後にステロイドの経口投与を選択するとしても，臨床医学水準で是認されていない 7 投 7 休法ではなく，医学的に確立した方法を選択すべきであった．
- 投与期間中に患者に副作用が発現しているか否かについて注意するとともに，患者の訴えに留意すべきであった．

＊　＊　＊

　ステロイドを長期間使用すると，副腎皮質から分泌されるステロイドの分泌が抑制されます．このような状態でステロイドの使用を急に中止すると，ステロイドが不足した状態となり，食欲不振，吐き気，嘔吐，全身倦怠感，頭痛，発熱，関節痛，筋肉痛，体重減少，起立性低血圧，精神症状などの多彩な症状が現れます．このような多彩な症状をステロイド離脱症候群といいます．この事例では，皮膚疾患に対しステロイドが内服投与され，中止によりステロイド離脱症候群がひき起こされた事例です．ステロイドは，内科疾患でも頻用される薬剤の一つであり，長期に使用される場合も多いため，ステロイド離脱症候群は注意すべきものの一つであることから，この事例を取り上げました．

　この事例では，そもそもせつ腫症や痒疹といった皮膚疾患に，いきなりステロイドの内服療法が開始されていることが問題とされており，そのステロイドの投与方法にも問題があったと判断されています．というのも，担当医師が採用した7投7休法は一般に是認されている方法ではなく，この担当医が自ら考案したものだったからです．この方法は，一般に是認されている3投4休法よりも，患者がステロイドにさらされる期間が長く，その分，患者の視床下部―下垂体―副腎皮質系の抑制を生じ，あるいは，患者の組織のステロイドに対する順応を高めた可能性があります．そのため，この事例では，担当医師が採用した7投7休法により，患者がステロイド離脱症候群に罹患したものと判断されています．

ステロイド離脱症候群

　ステロイドの長期投与後にステロイドを急に投与中止すると，中止後，24〜48時間以内に頭痛，食欲不振，悪心，全身倦怠，筋・関節痛，疲労感などが出現することがある．このような状態をステロイド離脱症候群と呼ぶ．潜在性の副腎不全がその原因と考えられている．

症　状
① 全身症状：倦怠感（68％），高度の体重減少（50％），発熱（36％）
② 消化器症状：食欲不振（91％），悪心（50％），嘔吐（23％）
③ 筋肉関節症状：関節痛（27％），筋肉痛（18％）
④ 精神神経症状：嗜眠（68％），頭痛（41％）
⑤ その他：皮膚落屑（36％），起立性低血圧（14％）

（Amatruda TT. J Clin Endocrinol Metab 25；1207-1217, 1965 より翻訳後引用，一部改変）

診　断
　症状は非特異的で，症状だけからでは診断ができない．副腎不全と原病の再燃とを除外する．副腎不全との鑑別には，視床下部-下垂体-副腎皮質系の機能検査によって，その抑制がないことを証明する．原病との再燃との鑑別には，原病に特有の症状や，原病にみられない症状に注目するが，関節リウマチや膠原病などでは，再燃との鑑別が困難である．

治療・予後
　一般的には，ステロイドを再投与または増量し，症状の寛解をみて1週間後，徐々に減量する方法がとられている．関節リウマチや膠原病などで少量のステロイドで長期治療されている場合では，中止は困難な場合が多い．

8. 皮膚科疾患

> **! クリティカルポイント**
>
> 小児に対して薬剤を投与するときは，その薬剤が小児に対し禁忌でないかどうか添付文書で確認してから．

ケース 8-2 小児に対して禁忌とされている抗菌薬を小児に投与し，3年間にわたり皮疹が出現している事例（福岡地裁平成17年1月14日判決，裁判所ホームページ判例検索）

患 児　6歳，女児
経 過　平成13年12月7日：右足第5趾に膿をもった傷があり，A医院を受診．
　　　担当医師：患部を診察して，フルマーク®（抗菌薬）（100 mg）を1日3回を5日分を処方．
　　　12月11日：再度，A医院を受診．両下腿には発疹数個あり．
　　　担当医師：再度フルマーク®（100 mg）を1日3回を5日分を処方．
　　　患者：その後も発疹・紅斑（多形滲出性紅斑）の発生・消褪を繰り返し，約3年間，別のB病院などにて外来治療（提訴時も治療中）．
患児側　A医院担当医師に，フルマーク®投与について過失があったと提訴．

裁判所の判断
患児側請求認容（A医院側敗訴）損害賠償額約270万円
・発症した多形滲出性紅斑は薬疹．
・フルマーク®は小児への投与が禁忌とされており，担当医師は6歳の患児にフルマーク®を投与すべきではなかった．

＊　＊　＊

　フルマーク®は，添付文書に小児に対して禁忌と記載されています．その理由は，動物実験（幼弱ビーグル犬）で間接軟骨の異常水泡形成やびらんがみられ，動物で関節障害のみられる時期が人の小児期に相当するためです．裁判所は，医薬品の添付文書の記載事項は，投与を受ける患者の安全を確保するため，これを使用する医師に対し，必要な情報を提供する目的で記載されているものであるから，医師には少なくとも医薬品の添付文書に記載された注意事項を順守すべき義務があるとしています．小児に対して薬剤を投与するときは，小児に対し禁忌でないかどうか添付文書を確認し，禁忌とされていれば投与してはいけません．
　この事例ではフルマーク®投与から約3年経過しても多形紅斑の発生・消褪を繰り返しています．このように薬剤により長期に続く多形滲出性紅斑の事例は頻度が少ないながらも認められていますが，そのメカニズムについては解明されていません．今後治癒するかどうか，治癒するとすれば，どの程度の期間が必要かは明らかではありません．その点に関して，患者らが将来に対し多大な不安を抱くこと，そして，18歳以降も症状が継続して，それが労働能力喪失に影響する可能性が皆無とはいえないことなどから，慰謝料として250万円が認められています．

多形滲出性紅斑（erythema exudativum multiforme：EEM）

定　義
　左右対称性に四肢に周囲より軽度に隆起した浮腫性の紅斑．軽症のものをヘブラ型（EEM マイナー）と呼ぶ．重症型（EEM メジャー）で，特に皮疹が広範囲に及び粘膜病変を伴うものをスティーブンス・ジョンソン症候群と呼ぶ．

原　因
　種々のウイルス，細菌，真菌などの感染症，薬物，悪性腫瘍など．ただし，原因が判別するものは 30〜40％で，原因不明のものが多い．

症　状
　臨床像は多彩で，丘疹性紅斑，水疱などが混在してみられるが，どこか 1 箇所に虹彩輪ないし標的状と呼ばれる特徴的な二重輪の皮疹がみられれば，本症と診断される．小児の場合，ヘブラ型でも高熱を伴うことがある．

治　療
① 　ヘブラ型：抗ヒスタミン薬の内服とステロイド外用薬による対症療法が基本となる．
　感染症が原因と考えられる場合には，感染症対策が再発予防のためにも重要である．
② 　重症型：発症早期の高度集中治療が必要である．

9. 産婦人科疾患

> **！ クリティカルポイント**
>
> 吐き気を訴えている妊娠可能年齢の女性患者に投薬などを行う際，患者が生理が不順と答えた場合は，その生理不順の内容について詳細に問診を．妊娠初期の月経様出血のことあり．

ケース 9-1 吐き気を訴えた若年女性が，X線検査や投薬後に妊娠と判明し，胎児への悪影響を恐れて人工妊娠中絶した事例（大阪地裁平成14年9月25日判決，東京・大阪医療訴訟研究会編『医療訴訟ケースファイルVol.1』（判例タイムズ社，平成17年刊），233ページ）

患　者 32歳，女性
経　過 平成13年6月28日
　　　　　患者：数日前からの吐き気を訴え，A病院消化器内科を受診．
　　　　　B医師：妊娠の可能性について質問．
　　　　　患者：「6月17日から生理があった．生理は不順」と答える．
　　　　　B医師：再度，「妊娠は大丈夫ですね」と質問．
　　　　　患者：これを否定せず．
　　　　　B医師：妊娠の可能性はないと判断し，血液検査，X線検査を行い，ナウゼリン®（胃腸機能調整薬）などを処方．
　　　　　7月4日
　　　　　患者：吐き気持続．胃内視鏡検査を受ける．
　　　　　C医師：妊娠の可能性について質問．
　　　　　患者：6月17日と18日の2日間生理があったと答える．
　　　　　C医師：生理が2日間と聞き，また，吐き気が続いていたことから，妊娠初期の月経様出血の可能性も考え，妊娠反応検査を指示→妊娠と判明．
　　　　　7月10日
　　　　　患者：薬剤内服やX線検査による胎児への悪影響を恐れて，人工妊娠中絶手術を受ける．
患者側 B医師が，患者が妊娠しているかどうかを確認する問診・検査をすべきであったと提訴．
裁判所の判断
患者側請求認容（A病院側敗訴）損害賠償額約80万円
・B医師：患者の生理不順という回答は素人判断であり，吐き気も継続していることから，B医師は妊娠初期の月経様出血を疑い，患者のいう生理不順の内容，特にその持続期間や量，それ以前の月経との間隔や異同について，詳細に質問すべきであった．
・そうすれば，妊娠の可能性を疑うことができた．

＊＊＊

　この事例の判断は，医師からすれば，たいへん厳しいもののように感じるかもしれません．「女性をみたら，妊娠を疑え」とは有名な言葉ですが，吐き気を訴えて受診した妊娠可能年齢の女性患者全員に妊娠反応検査を行うべきなのでしょうか．しかし，そうすることは現実的なものではありませんし，裁判所もそこまで要求しているわけではありません．裁判所は，あくまでも，生理不順と聞いたなら，その内容について詳細に質問することを要求しています．この事例で指摘されているように，患者がいう月経異常や妊娠の有無については，あくまでも素人判断ですから，今一度妊娠の可能性の有無に関する問診事項については，最後の生理が不順であったかどうかの確認を含むように検討する必要があるでしょう．

　ところで，B 医師は消化器内科医であり，けっして産婦人科医ではありません．この点に関し，裁判所は，産婦人科の教科書にも，妊娠初期の月経様出血を，患者は月経と考えることがあるので，まず問診上，今回の月経はいつもの月経と同様であったかどうかを確認する必要があるとの記述がなされていることから，消化器内科の医師に，前記の問診義務を課しても不合理であるとはいえないと述べています．つまり，妊娠初期の月経様出血に関しては，消化器内科医に限らず，臨床医であれば，知っておくべきとの判断です．

　なお，この事例では，初診時に血液検査と腹部 X 線検査が行われていますが，ファーストチョイスの検査法としては，侵襲性のない腹部超音波検査の実施という選択肢があったのではないでしょうか．この事例では，子宮の観察も行えば，子宮内の胎嚢を発見でき，妊娠の診断ができた可能性もあったと思われます．

妊娠初期の月経様出血

　妊娠の初期（生理予定日前後）に認められるごく少量の出血のことをいい，「着床出血」と呼ばれることもある．その特徴は，
① 出血の時期は，つぎの予定月経ころ
② 出血の量は，月経血よりも極めて少なく
③ 持続期間は，2〜3 日から 1 週間続くこともある．

　子宮内膜（脱落膜）のなかに受精卵が入り込み着床しようとするときに，その部分から出血することが原因といわれており，いわば着床過程での生理的な出血ともいえる．正常妊娠の数％に認められる．ただし，子宮外妊娠の際にも，ほとんどこの時期に少量の出血がみられるので注意をする必要がある．

9．産婦人科疾患

> **！ クリティカルポイント**
>
> 当直中，症状が強い他科疾患が疑われる患者が受診し，同じ病院に相談できるその科の医師がいる場合には，電話などで意見を求めるように．

ケース 9-2　下腹部痛を訴えて救急外来を受診した患者が，長時間痛みを味わわされたと訴えた事例（岐阜地裁平成 14 年 5 月 30 日，裁判所ホームページ判例検索）

患　者　女性
既往歴　平成 6 年 7 月：右下腹部痛のため，**A 病院**（産婦人科あり）受診．超音波検査にて，卵巣腫瘍を疑われる．
経　過　平成 11 年 9 月 8 日昼ころ以降：右下腹部に激しい痛み出現．
　　　　　下線午後 2 時 4 分ころ：**A 病院**受診．
　　　　　B 医師（内科）：翌日の泌尿器科の受診を勧める．一旦，帰宅．
　　　　　夕方：症状持続するため，**C 皮膚科泌尿器科医院**受診．
　　　　　C 医師：X 線検査と尿検査により，腎結石ではなく，他の原因によると診断し，大病院に行くよう勧める．
　　　　　患者：痛みが激しくなり，座っていることもできない状態となり，**A 病院**へ救急搬送．
　　　　　午後 6 時 54 分ころ
　　　　　B 医師：腹部の触診，尿検査，血液検査，腹部 X 線検査実施．
　　　　　午後 7 時ころ
　　　　　B 医師：腹部 X 線写真を確認後，鎮けい薬を使用．血液検査：炎症反応（－），尿検査：異常なし．翌日，婦人科を受診させる方針で，経過観察する．痛み持続．鎮けい薬などを追加投与．
　　　　　午後 9 時ころ：婦人科の医師にみてもらいたいとの希望を伝える．
　　　　　B 医師：婦人科医に連絡することはせず，そのまま経過観察．
　　　　　9 月 9 日午前 0 時：家族が，患者を別の県立 **D 病院**に転院させることを希望．
　　　　　B 医師：D 病院への紹介状を作成．
　　　　　午前 1 時すぎ：**D 病院**到着．
　　　　　午前 1 時 54 分ころ：腹部エコー，腹部 CT 実施．
　　　　　午前 4 時 45 分：**D 病院**入院．
　　　　　午後 0 時 1 分：婦人科医師によるエコー検査実施，卵巣腫瘍茎捻転と診断される．
　　　　　午後 4 時 30 分：手術のため，麻酔開始．右卵巣が直径 10 cm 大，卵管 4 回捻転．
患者側　**A 病院**に対し，**B 医師**の過失により 10 時間以上にわたり痛みを味わわされたと提訴．
裁判所の判断
患者側請求認容（**A 病院**側敗訴）損害賠償額約 50 万円
・患者が婦人科医の診察を希望した午後 9 時の時点で，産婦人科の医師が病院内に居残っていないかどうかを確認したり，自宅待機中の婦人科に患者についての所見を伝え，翌日産婦人科を受診することでよいかどうかについて意見を求めるべきであった．

*　*　*

　この事例は，腹痛を訴える女性患者の確定診断がつくのに時間がかかり，痛みが長時間続いたことが問題にされた事例です．当直時間帯は，マンパワーが不足しており検査も十分にできないなどの制限があるなかで診療にあたることになるため，診断や経過観察が不適切となったり，説明が不十分となったりして，患者側とのトラブルが生じやすいといわれています．この事例では，長時間痛みを味わわせたことに対して，慰謝料が認められました．当直業務にあたる医師にとって，医師に過失ありとされた今回の事例は，インパクトがあるものではないでしょうか．

　患者と医師の間には，診療契約が結ばれます．この診療契約について，裁判所は以下のように述べています．診療契約において，医師は，患者を治療するために行うことのできる「最善の措置（best-efforts）」を講じる債務がある．診療契約上の医師の債務は，いわゆる手段債務であり，患者の死亡や後遺症等の結果が生ずれば債務不履行となり，これらの結果が生じなければ債務不履行とならないものではない．医師の債務不履行を判断するに当たっては，患者の治療に向けた過程が重要であり，医療水準に達した最善の措置が講ぜられていれば，たとえ患者の死亡や後遺症等の結果が生じても債務不履行責任を問われないが，最善の措置が講ぜられていなければ，たとえ患者の死亡や後遺症等の結果が生じていなくても，患者の精神的損害が発生している限り，債務不履行責任が問われるとあります．この事例においては，患者が死亡したり，後遺症が残ったりするなどの結果が生じたものではなく，患者も，卵巣腫瘍茎捻転という確定診断に至らなかったことおよび確定診断に至らないとしてもそのための「最善の措置」が講ぜられていないことの2点において，診療過程における不完全履行があったとして，損害賠償請求の根拠としています．

　裁判所は，午後9時であれば，自宅待機中の医師の就眠前であると考えられ，ただちに病院への呼び出しをしなくても，患者についての所見を伝え，翌日産婦人科を受診することでよいかどうかについて意見を求めることは十分に可能であったと述べています．医師の鑑定でも，「（産婦人科の医師を）呼べる体制であればコンサルトするということと，腹部のCTをお撮りになってよかったのではないかとは思います」とされています．B医師の判断に従ったとすると，少なくとも翌日産婦人科医の医師が出勤してくるまでの約12時間，人的体制が手薄ななかで婦人科疾患の可能性のある患者を，産婦人科を専門としない医師の管理下に置くという危険を冒しており，患者の急変などの不測の事態を考えると，患者に対して「最善の措置」を講じたとはいえないと述べられています．

　また，判決に，痛みの続く患者に対して，なぜある程度までは痛みに耐えなければならないかについての説明が不足していたと述べられています．医師としては，安易な鎮けい薬の使用によって重要な兆候が認識されなくなることの弊害を説明し，患者の理解を得て，不安を軽減し，患者の痛みに対する忍耐を援助すべきであったとも述べられています．医師の言葉が足りなかったことが，訴訟に至った理由の一つと考えられます．医師の言葉が足りなかったことが，訴訟などのトラブルに至る例は，いくつもあります．コミュニケーション上手となることが，争いを避け，たとえ病院側に問題があったとしても，よりよい解決に導くものと思います．

卵巣捻転

病態
　卵巣は靭帯，間膜に支持され，正常大であれば，捻転することはまずない．しかし，腫瘍，卵巣内への出血，排卵誘発剤による刺激などにより卵巣が腫大した場合，卵巣は回転しやすくなり，その結果，卵巣捻転を生じることがある．

症状
　血行障害による強い腹痛を生じる．疼痛は下腹部が中心で，左右どちらかに圧痛が明らかな場合もあるが，全体に痛みを訴え，はっきりしない場合もある．

検査
　超音波・CT・MRI 検査いずれかにてどちらかの卵巣が 4～5 cm 以上に腫大していて，その部に圧痛があれば，卵巣捻転の可能性が高い．
　緊急手術になることが多いため，超音波検査しか行われないこともあるが，CT・MRI 検査では，卵巣嚢腫壁が肥厚しており，壁に造影効果を認めないことが特徴とされる．

まず行うべき救急処置
　緊急手術になる可能性が非常に高いため，20 G 以上の留置針で血管確保を行い，飲水も禁じる．婦人科の手術対応ができない状況であれば，速やかに手術対応できる病院へ転送する．

第2部　外来編

10. 耳鼻咽喉科疾患

> **! クリティカルポイント**
>
> 急変時，気管内挿管が困難な場合には，すぐに気管穿刺ないし気管切開を．

ケース10-1　急性咽頭炎として点滴中容態が急変し，死亡した事例（東京地裁平成14年3月18日判決，判例タイムズ1139号207ページ）

患　者　59歳，男性
経　過　平成9年8月7日：咽頭痛を訴え，**A総合病院**（第二次救急病院）の救急外来を受診．
　　　B医師（外科）：急性咽頭炎と診断し，ホスホマイシン®（抗菌薬），ハイドロコートン®（ステロイド）などの点滴を指示．
　　　患者：点滴中，喀痰喀出困難により窒息状態．
　　　B医師：気管内挿管を2度試みたが，喉頭の展開が困難で喉頭鏡を使用しても声門の確認できず，いずれも失敗．3度目は食道への誤挿管であったが，しばらくそのことに気づかず．その後，別の**C医師**が挿管を試み，1回で成功．それにより心拍は再開し，一時，自発呼吸ができるまで回復したが，翌日死亡．
　　　解剖所見：咽喉頭部に膿瘍形成と出血，浮腫あり．死因は「気道口閉塞による窒息（推定）」，その原因は「急性咽喉頭炎」．
遺族側　B医師が適切な検査・治療を行わなかったなどと提訴．
裁判所の判断
遺族側請求認容（**A総合病院**側敗訴）損害賠償額約1億円
・B医師の診察時，意識状態は清明であり，チアノーゼもみられていなかったことなどから，患者の喉頭の異常を予見することは困難．
・B医師は1回目の気管内挿管に失敗した後，ただちにアンビューバッグによる換気に戻るとともに，気管穿刺ないし気管切開の準備を行い，再度気管内挿管を試みても挿管が困難であると判断したときには，ただちに気管穿刺ないし気管切開などを行うべきであった．
・B医師は，3回目の挿管後の確認をきちんとすべきであった．

　　　　　　　　　　　　　　＊　＊　＊

　患者急変時の対応の善し悪しは，その患者の生死に大きく影響を及ぼします．特に急変時の気道の確保は重要です．この事例では，喉頭の展開が困難で，喉頭鏡を使用しても声門が確認できない状況であったことから，B医師は2回目の気管内挿管がうまくいかなかった時点で，躊躇せず，気管穿刺もしくは気管切開を行う必要があったと判断されています．

　この病院は第二次救急病院であったため，緊急時の処置について，高度の技術が求められており，また，その事故時，処置室にはB医師のほかに3名の看護師がいたことから，

気管穿刺または気管切開に伴う出血にも対応することもできたと判断されています．加えて，気道確保は医師に要求される必須の手技であり，日頃から十分に訓練を積んでおく必要があることも指摘されています．

この事例は咽喉頭膿瘍の事例でしたが，これは急性喉頭蓋炎に分類されるものです．この事例以外にも，急性喉頭蓋炎により気道閉塞をきたして死亡，訴訟に至った事例があります．たとえば，津地裁昭和61年9月18日判決（判例時報1224号96ページ）では，咽頭痛，呼吸困難を訴えた患者に対し，担当医師は，この事例と同様，急性咽頭炎と診断し，点滴を行っている最中に患者の呼吸が停止し，死亡したというものです．死因は急性喉頭蓋炎による窒息でした．裁判所は，担当医師に，患者の咽喉頭部を注意深く観察しなかった過失により，急性喉頭蓋炎が呼吸困難の原因になっている事実を見落とし，その結果，気道確保に関する配慮を全くしなかった過失があったと判断しています．また，静岡地裁沼津支部平成5年12月1日判決（判例時報1510号144ページ）は，呼吸困難を訴えた患者を救急センターに家族が運転する自動車で搬送したところ，救急センター到着時心停止の状態で，その後死亡が確認されたという事例です．死因は急性喉頭浮腫による急性呼吸不全でした．担当医師は患者のバイタルサインや全身状態を注意深く観察していれば，場合によっては呼吸困難の急速な進行により，患者が窒息状態に陥ることがあり得ることを予見し，臨機応変に気道確保の措置がとれるよう準備すべきであったと判断されています．このように急性喉頭蓋炎は，急激に進行し窒息により死亡するリスクが高い疾患であるため，注意が必要です．

急性喉頭蓋炎

病態

喉頭蓋に限局して起こる急性喉頭炎の一つの型である．主に喉頭蓋の舌面に著明な腫脹をきたす．喉頭蓋舌面は喉頭面に比較すると軟骨への粘膜の付着状況が粗であり，粘膜下疎性結合組織内にはリンパ組織が豊富である．したがって，喉頭蓋舌面の炎症は，周囲に比較的短時間に進行すると考えられている．

欧米ではインフルエンザ菌が検出される小児例が多いのに対し，わが国ではインフルエンザ菌の検出は少なく，30〜50歳代の成人男性に多い．季節による好発時期はない．

症状

咽頭痛，嚥下痛，嚥下困難，発声障害，呼吸困難，発熱がみられる．ほぼ全例に急激に進行する激しい咽頭痛，嚥下痛がみられるが，中咽頭の炎症所見に乏しいのが特徴である．発声障害は，嗄声とは違ういわゆるくぐもった声で，のどの奥になにかを詰め込んだように聞こえる含み声がみられる．呼吸困難は患者の体位により程度が変わる傾向があり，仰臥位で増悪するのが特徴である．

診断

上記症状を認めるものの，咽頭に異常所見を認めないときには，急性喉頭蓋炎を疑う必要がある．喉頭鏡で，喉頭蓋の発赤，浮腫などの炎症所見を認める．

治療

症状が急速に進行し，気道狭窄を生じる可能性があるため，入院のうえ，抗菌薬の投与を行う．使用される抗菌薬はABPCなどのペニシリン系や広域スペクトラムを有するセフェム系が多い．浮腫が強い場合には，ステロイドの投与（点滴静注，吸入）も行う．窒

息の切迫した状態では，刺激によって気道閉塞をきたすことがあるため気管内挿管は行わず，気管切開術を行う（1割弱の症例で呼吸困難のため気道確保が必要となる）．

> **⚠ クリティカルポイント**
>
> 甲状腺に腫瘤を認めたときは，必ず癌を鑑別疾患にあげ，まずは，その除外または確定診断を．

ケース 10-2　前頸部腫瘤の診断の遅れが問題とされた事例（東京地裁昭和58年2月17日判決，判例時報1070号56ページ）

患者　大正4年生まれ，女性
経過　昭和51年2月ころ以降：声がかれはじめ，続いてのどが腫れて咳が出始め，さらに食事の際につかえ感を覚えるようになる．
5月13日：A病院受診．
B医師（内科）：診察にて頸部の小鶏卵大の囊腫状腫瘤を認める．一部に硬いところあり．甲状腺疾患を疑い，外科のC医師に診察を依頼．
C医師（外科）：血液検査を実施．さらに，別のD病院に甲状腺スキャンを依頼し，1ヵ月後の6月14日の検査予約をとる．B医師にその旨報告．腫瘤の生検や胸部X線検査，内視鏡検査等は行わず．
B医師：生検による病理組織学的検査を行わなかったことに特段の意見または指示を与えず．
6月11日：呼吸障害や嚥下障害などの症状が顕著となる．E大学病院に入院．入院後の食道X線検査で，食道癌（疑）．右鎖骨上窩前頸部腫瘤の生検により，扁平上皮癌と診断される．原発は食道もしくは肺と考えられたが，状態が悪く，それ以上の精査はできず．
7月2日：呼吸障害の軽減と，腫瘤の可能な限りの摘出を目的として，縦隔内気管開窓術を実施．その後，大静脈症候群が悪化．
8月6日：死亡．剖検にて，食道癌と確定．
遺族側　A病院のB医師が食道癌を誤診したと提訴．
裁判所の判断
遺族側請求認容（A病院側敗訴）損害賠償額約80万円
・B医師は，甲状腺疾患以外の疾患も疑って，各種X線検査，内視鏡検査，生検などの措置を講じるべきであった．
・5月13日に各種検査を実施し，あるいは，検査のための転院の処置を講じていれば，数カ月延命できた可能性があった．

＊　＊　＊

裁判所は，担当医師は前頸部腫瘤を触知したときには，単なる良性の甲状腺腫と推測するだけでなく，食道癌，縦隔悪性腫瘍なども考えて，一刻も早く，その原因疾患を明らかにし，適切な治療を行う必要があると述べています．その具体的な方法としては，甲状腺腫のみを目的とした精密検査のほかに，胸部などのX線検査，食道造影検査，内視鏡検査

などの実施があります．この事例では，囊腫状の腫瘤を触知していますから，悪性腫瘍の可能性も考えて，すみやかに穿刺して内容物を取り，細胞診を行うか，生検による病理組織学的検査によって診断をつける必要があったと判断されています．

　癌が関係した訴訟事例のなかには，この事例のように，診断の遅れが関係したものがたくさんあります．癌はたえず念頭においておき，除外診断または確定診断はすみやかに行うようにしましょう．

11. 泌尿器科疾患

> **!** **クリティカルポイント**
>
> 精巣に痛みがある場合，精索捻転症などの可能性あり．すぐに専門医の受診を勧めるように．

ケース 11-1 小学 2 年の男児が，精索捻転症により，左精巣摘出手術が必要となった事例（名古屋地裁平成 12 年 9 月 18 日判決，判例タイムズ 1110 号 186 ページ）

患 児 　小学 2 年，男児
経　過　平成 5 年 3 月 17 日朝：両親に下腹部痛を訴える．父親と **A 診療所**（外科，内科，消化器内科を診療科目）を受診．
　　　　担当医師：腹部触診：異常なし．検尿：異常なし．腹部 X 線検査実施．
　　　　患児：写真が現像される間，父親に対し，「お父ちゃん，おれ，金玉が痛い」
　　　　父親：担当医師に対し，「子供が『睾丸が痛い』といっていますが」などと説明．
　　　　腹部 X 線写真：異常なし．
　　　　担当医師：痛みの部位を確認したところ，痛みの部位は，左精巣および鼠径部の辺り．左精巣および鼠径部の辺りの触診を行ったところ，「痛い」と訴え，触診から逃げるように上方にずり上がろうとする．触診では，左精巣の大きさ・位置は正常で，異常所見なし．鎮痛薬を処方，患児および父親に対し，「腹痛に関しては，腹部レントゲン写真においても異常所見は認められない．陰嚢部の病変については，現時点では所見がない．時間が経過すればはっきりとその所見が出てきたりすることがあるので，経過をみて，痛みが強くなったり心配な症状が出てきたらすぐに A 診療所に来院するように」と伝える．
　　　　同日夜：精巣部の痛みが増強．**A 診療所**を再診．診断：精索捻転症（疑），**B 市立病院**受診を勧められる．ただちに B 市立病院泌尿器科受診．診断：精索捻転症．精巣の捻転，絞扼を解除する措置がとられたが，血流回復せず→左精巣摘出術実施．
患者側　A 診療所の担当医師が初診時に，病状，危険性や専門医の受診の必要性について十分な説明を行わなかったなどと提訴．

裁判所の判断
患者側請求認容（**A 診療所**側敗訴）損害賠償額約 440 万円
・A 診療所担当医師は，初診時に精索捻転症の可能性が高いと認識することは可能であった．
・患児および父親に対し，精索捻転症の特徴，発生機序，対処方法，特に対処は緊急性を要することを説明したうえ，父親に対し，経過観察上の危険性に対する注意を十分に喚起するとともに，専門医を受診させるべきであった．

＊＊＊

　今回は精索捻転症の事例です．精索捻転症には，精索鞘膜腔内で精巣と精巣上体が回転するものと精索鞘膜を含めて精巣・精巣上体が陰嚢内で回転するものがあります．後者は新生児期に起こるものであり，今回の事例は前者によるものです．前者は主として思春期以降に起きますが，思春期以前の小児でも起こることがあります．思春期以降に精索捻転症の頻度が増加するのは，精巣の重量が増大し，容易に回転しやすくなるためと考えられています．その典型的症状は陰嚢部の激痛があり，その他に，精巣の位置の左右差，腫脹，硬結，皮膚の発赤などがあり，発症が急激なこともあげられます．しかし，発症に関しては徐々に発症するものもあり，精巣部痛も軽度のことがあります（症例の 18％）．陰嚢の疼痛以外に他覚的所見を認めない場合もあり，診断に苦慮する場合もあります．血流が遮断されれば，急激に症状が進行し，精巣の壊死に至るため，早期の診断・治療が重要となります．精索捻転症の典型的症状である陰嚢部の激痛は，非常に痛くて触診を払いのけるようなものであり，「1 回触ってギャーといったら，二度と触らせてくれないような痛み」と述べられています．治療に関しては，手術が必要となる場合が多いとされています．回転が 360 度以下のものでは約 12 時間以内に捻転を解除すれば，精巣を温存できる可能性は高いですが，回転が 360 度を超えるような場合では，4 時間でも高頻度に壊死に陥る場合があります．早期の診断および治療が必要な疾患です．

　この事例では，左精巣部の痛みを訴え，左精巣および鼠径部の辺りの触診の際に「痛い」と訴え，触診から逃げるように上方にずり上がろうとしており，痛みがかなり強かったことがうかがわれ，精索捻転症を疑うことは十分に可能であったと判断されています．そして，先にも述べたとおり，精索捻転症は急激に発症・進行し，早急な処置を行わなければ精巣の壊死を回避できなくなる可能性のある疾患ですから，担当医師は患児および父親に対し，精索捻転症の特徴，発生機序，対処方法，特に対処は緊急性を要することを説明したうえ，父親に対し，経過観察上の危険性に対する注意を十分に喚起するとともに，泌尿器科専門医への転医を勧告すべきであったと判断されています．

　担当医師は，「経過をみて，痛みが強くなったり心配な症状が出てきたらすぐに A 診療所に来院するように」と患児側に指示を与えています．しかし，この指示は，具体的でなく抽象的であり，まして，泌尿器科専門医への転医を勧告しておらず，十分な説明を前提とした十分な転医勧告ではなかったと判決に述べられています．

　この事例の担当医師は，外科・内科・消化器内科を診療科目とする医師で，泌尿器科を専門とする医師ではありませんでした．しかし，ほとんどの医師は，この事例のように自分の専門以外の疾患の患者を診察する場面があると思います．自分の専門以外の疾患でも，迅速な対応が必要な疾患については，必ず知識を持っておくようにしましょう．判決でも，「精索捻転症の診断に際して，最も肝要な点は，初診した医者が，精索捻転症を疑うこと」と述べられています．そして，自分の専門領域以外の疾患が疑われる場合で，症状が強い場合には，安易に経過観察するのではなく，専門医の受診を勧めるほうがよいように思われます．

精索（精巣）捻転症の診断・治療

症状
主症状は陰嚢内容の疼痛と腫脹．しかし，悪心，嘔吐，腹痛などの腹膜刺激症状が全面に出て，消化器疾患などと誤診されることがある．したがって，腹膜刺激症状が認められる場合，陰嚢内容の疼痛と腫脹の有無についても確認する必要がある．

検査
カラードップラーを併用した超音波検査法が簡便で正確である．健側と比較すると，捻転箇所は高エコーに，精巣は腫脹し，低エコー像を中心に時間経過とともに，車軸状など種々のパターンを示す．

治療
一刻も早く精索の軸捻転を整復し，精巣への血流を回復させることが，精巣の救済につながる．

① 用手整復法：捻転方向が足側からみて内側に回転していることが多いことより，鼠径管内に局所麻酔を行い，外側方向へ用手的に回転させてみる．ただし，必ずしも内側に回転しているわけではないため，本方法に固執すべきではない．捻転が解除された際も，再捻転の可能性があるため，精巣固定術を考慮する．捻転が解除されない場合，手術療法を行う．

② 手術療法：陰嚢を切開して精巣を脱転し，捻転部を確認する．捻転を整復し精巣への血流改善を観察する．このとき，捻転の回転方向と回転度数を記録する．

精巣への血流の改善が得られたときは，精巣固定を3箇所に行い，陰嚢内に精巣を還納する．血流が得られず，精巣壊死の場合は精索を結紮して精巣を摘出する．いずれの場合も，健側の捻転を防止する意味で，対側精巣固定術を行う．

12. その他

> **! クリティカルポイント**
>
> バスで患者の送迎を行うときは，運転手に対し，患者がバスを降りた後，転倒しないように注意を払うよう指導を．困難であれば，送迎バスに配置する職員を1名増員するように．

ケース 12-1 医院でデイケアを受けていた高齢者が，医院の送迎バスを降りた直後に転倒し骨折，その後肺炎を併発し死亡した事例（東京地裁平成15年3月20日判決，判例時報1840号20ページ）

患者 大正10年生まれ，男性
理学および検査所見 貧血（ヘモグロビン9.0 g/dL）あり．体重減少（6カ月で45 kg→39 kg）
経過 平成11年3月以降：老年性認知症（痴呆）のため，ほぼ毎日A医院のデイケア室へ通院．通院には，A医院の送迎バスを利用し，自宅マンション玄関口まで送り迎えあり．
12月10日午後5時30分ころ：送迎バスで自宅マンションへ．運転手（A医院に勤務する介護士）Bが踏み台（コーラケース）を出して，患者をそのバスから降ろす．その後，Bがその踏み台を片付けるなどの作業中に，患者が一部未舗装の歩道上で転倒．
患者：右大腿部頸部骨折，入院加療を受けたが，寝たきりとなり，翌年4月に肺炎で死亡．
遺族側 A医院院長または介護士Bに注意義務違反があったと提訴．
裁判所の判断
遺族側請求認容（**A医院側敗訴**）損害賠償額約690万円
・A医院院長は患者の転倒事故防止のため，運転手に対して患者が移動する際に目を離さないように指導するか．それが困難であれば，送迎バスに配置する職員を1名増員するなどの措置をとるべきであった．

＊　＊　＊

　この事例では，医院の職員が患者の送迎を行っており，送迎代もデイケアの費用とともに請求されていたことから，医院側に患者の送迎に際し患者の生命および身体の安全を確保すべき義務があったとされました．しかも，患者は78歳と高齢で，貧血状態にあり，体重も減少傾向にあったことから，ささいなきっかけで転倒しやすく，さらに，事故現場は一部未舗装であったことから，患者が転倒しやすい状況にあったことは，十分に想定可能だったと判断されています．事故当時，送迎バスには運転手1名しか配置されておらず，患者が送迎バスから降りた後は，踏み台を片付けたり，スライドドアを閉めて施錠したりする作業をする必要があったため，患者から目を離さざるを得ない状況が生じ，患者が転倒することを防ぐことができなかったと思われます．そのため，院長は，患者の転倒事故防止のため，運転手に対して患者が移動する際に目を離さないように指導するか，それが

第2部 外来編

困難であれば，送迎バスに配置する職員を1名増員するなどの措置をとるべきであったと判断されています．これを怠ったことから，医院側に対し，損害賠償が命じられました．

送迎バスを使って，患者の送迎を行っている病医院は多いことと思います．しかも，この送迎バスを利用する患者の多くは，この事例のように高齢者でしょう．高齢者は転倒すると骨折を生じやすく，しかも骨折を契機に寝たきりとなり，肺炎を起こして死亡に至ることは，往々にあることです．患者の送迎に関しても，院内と同様，患者の転倒事故防止のため，患者から目を離さないようにする体制づくりが大切です．

! クリティカルポイント

たとえ相手が年長の医師であっても，採血後の圧迫の指示などは躊躇せず，適切に行うように．

ケース12-2　採血後の血腫予防のための指示内容が問題とされた事例（東京地裁平成19年5月31日判決，裁判所ホームページ判例検索）

原　告　男性（眼科開業医）

経　過　平成17年11月27日：生命保険加入のため，原告の医院にて保険会社**社医A**により左肘部の静脈から採血される．

社医A：採血後，「ではお願いします」といって，アルコール綿での止血作業を委ねる．

原告：右手親指で採血部位をアルコール綿で圧迫．その後，出血が止まったかどうか，アルコール綿を穿刺部位から外して確認したり，再びアルコール綿を皮膚につけるなどする．

社医A：圧迫止血を何度も指示するのは医師として先輩なので失礼と考え，行為を黙認．採血2，3分後，原告の左肘穿刺部位のやや中枢側が腫れる．

社医A：「止血というのは最初が肝心ですからね」といい，再び圧迫を原告に委ねる．

原告：圧迫はしたものの，腫れを確かめるように両腕をそろえて見比べたり，肘関節を曲げたり，伸ばしたりする．

社医A：止血を指示すべきと思ったが，自分より年長の医師であり，躊躇．

原告：その後，**B病院**受診．採血による血腫と診断され，圧迫包帯をされる．

11月29日：原告：**C皮膚科**受診．18cm×8cmの皮下出血あり．腕の痛み，しびれなどを訴える．

原　告　採血方法に問題があったなどと提訴．

裁判所の判断

原告側請求認容（**保険会社**側敗訴）損害賠償額約100万円

・皮下出血の原因は止血が不十分であったことによる．
・社医Aは，皮下出血を認識した後に，原告が十分に圧迫することなく，腕を屈伸させているのを黙認せず，止血が十分行えるよう注意すべきであった．

＊　＊　＊

今回は，採血後に血腫を生じたことが問題となった事例です．裁判所は，圧迫止血の不足を理由としても広範に皮下出血が生じる場合があること，この事例の皮下出血は，静脈

出血の際の圧迫不足によって生じる青地の発生および消失という典型的な推移をたどっていることなどから，動脈の損傷や必要以上の静脈損傷ではないと考えられるとし，採血方法には問題がなく，圧迫止血が不十分だったことが，皮下出血の原因と認定しています．そして，圧迫止血について採血した医師の指示内容が不十分だったことに問題があったとしました．判決では，被採血者が止血について認識しているベテラン医師であっても，採血医は止血確認を十分行うべきと述べられています．判決では，止血を確認するまでが採血の内容であると述べられ，その根拠として採血についての論文に，「採血者もしくは医療スタッフは止血が完全に行われたことを確認する必要がある」と記述されていることが挙げられています．採血にあたる者には，この点についても注意が必要です．

損害賠償額は皮下出血の診察を受けるために休診した際の休業損害と慰謝料，弁護士費用です．ただし，医師である原告がアルコール綿を外したり，腕の屈伸をしたりしたことなどが不十分な圧迫止血につながったと考えられることから，損害賠償額の3割が過失相殺されています．

採血方法に関しては，日本臨床検査標準協議会から「標準採血法ガイドライン」が公表されています．日々行っている採血ですが，あらためてこのガイドラインに一度目を通しておくとよいでしょう．

採血時の皮下出血および血腫

採血時の穿刺と採血後の圧迫が適切に行われなかった場合に起こる．

症状

小丘状の出血斑から皮下に浸透し，腕の運動により拡大し広範な出血斑や血腫になることがある．

処置

① 採血中であれば，駆血帯を緩め採血を中止する．
② 穿刺部位を圧迫し，湿布，軟膏類（鎮痛・解熱薬など）を塗布する．
③ 皮下出血の吸収される過程を説明し，不安感を取り除く．

（日本赤十字社採血基準書より引用，一部改変）

! クリティカルポイント

造影CTを行う際の問診は時間をとって十分に．患者本人のアレルギー歴だけでなく，患者家族のアレルギー歴を確認する必要あり．

ケース12-3 造影CT検査の造影剤によるアナフィラキシー様ショックで死亡した事故に際し，検査前の問診内容が問題とされた事例（東京地裁平成15年4月25日判決，裁判所ホームページ判例検索）

原　告	39歳，男性
家族歴	父：造影剤を使用した検査の際，急変を起こして死亡．
経　過	平成12年9月5日：左耳前部の蜂窩織炎疑いがあるとして，**A大学病院**耳鼻咽喉科から放射線科に単純および造影CT検査の実施依頼あり．

14：20 ころ：CT 検査室入室．
14：23：単純 CT 撮影．
14：30 ころ

放射線科医 B：単純 CT のモニターで左側頭部〜下顎部皮下に索状の高吸収域を認める．
技師 C に造影のタイミングを指示．
技師 C：造影 CRT 撮影のためオプチレイ® 320（非イオン性ヨード造影剤）を自動注入器にセット．
オプチレイ® 320 の注射後，アナフィラキシー様ショックを起こし，救命処置を受けたが，死亡．
カルテや放射線診断依頼票にアレルギー歴などの問診を実施したという記載なし．
遺族側　病院側が検査前の問診を怠った過失があるなどと提訴．

裁判所の判断
遺族側請求認容（**A 大学病院**側敗訴）損害賠償額約 5,300 万円

- 放射線科医 B は問診を行ったと供述するが，わずかな時間で，患者に対し，問診の重要性を理解させ，必要な事項について具体的にかつ的確な応答を可能にする十分な問診を実施したのかは大いに疑問．カルテなどにいっさい問診を実施したという記載がない以上，患者に対し，検査を実施するに当たって問診を実施しなかったものと認定．
- 問診が十分に行われていれば，患者の父が造影剤を使用した検査の際，急変を起こして死亡した事実も聴取され，造影 CT 検査が中止されたことが認められるため，放射線科医 B の問診義務違反と患者の死亡との間には，相当因果関係がある．

* * *

　この事例では，アレルギー歴などの問診が行われたかどうかの事実認定において争われています．病院側は問診義務を尽くしたと主張しました．すなわち，検査を依頼した耳鼻咽喉科において問診を行い，患者が造影 CT 検査の適応があることを確認し，さらに，放射線科医 B が，単純 CT 撮影後，CT 検査室内において，3，4 分程度で造影剤を使う検査を行うことを伝え，食事を抜いてきたか否か，造影剤検査の経験の有無，食物や薬剤で蕁麻疹などのアレルギーが出たり，気分が悪くなったことがあるか否か，花粉症の有無，喘息といわれたことの有無について問診を行い，患者からいずれにも当たらないことを確かめたと主張しています．しかし，この病院側の主張に対し，裁判所は，3，4 分というわずかな時間で患者に対し問診の重要性を理解させ，必要な事項について具体的にかつ的確な応答を可能にする十分な問診を実施したのかは大いに疑問であると述べています．さらに，カルテなどにはいっさい問診を実施したという記載がない以上，患者に対し，検査を実施するに当たって問診を実施しなかったものと認定しています．
　造影 CT を行う患者に関しては，あらかじめ問診票などを作成して，アレルギー歴などの確認とそのカルテ記載を徹底しましょう．また，患者側が十分に理解できるように，造影剤使用の有効性とそれに伴う危険性に関する説明書などを用意し，利用するとよいでしょう．
　この事例の重要な点は，問診の際，患者の家族のアレルギー歴も確認しなければならないことです．この事例において，病院側が行ったと主張する問診の具体的な内容からも，この家族のアレルギー歴は抜け落ちていました．オプチレイ® の添付文書には，禁忌として，①ヨードまたはヨード造影剤に過敏症の既往歴のある患者，②重篤な甲状腺疾患のあ

る患者があげられ，原則禁忌として，①気管支喘息のある患者，②重篤な心障害，肝障害，腎障害のある患者などがあげられています．さらに，慎重投与として，①本人または両親，兄弟に気管支喘息，発疹，じん麻疹等のアレルギーを起こしやすい体質を有する患者，②薬物過敏症の既往歴のある患者などとあり，両親や兄弟といった家族のアレルギーを確認する必要性があります．家族にアレルギー歴があれば慎重投与ということですから，造影剤使用はリスク・ベネフィットを考えたうえでの判断ということになるでしょう．この事例でも，放射線科医Bは，患者の父が造影剤を使用して死亡した可能性があるのであれば，本件検査には造影剤は使用しなかったと供述しています．患者が疑われていたのは蜂窩織炎であって，ただちに生命に危険を生じるような疾患ではなく，その症状も改善傾向にあったことから，造影CT検査の必要性は必ずしも高かったとはいえないことから，造影CTを実施しなかったと認められています．

参考 オプチレイ®の禁忌，原則禁忌，慎重投与，重要な基本的注意

1．禁忌
① ヨード又はヨード造影剤に過敏症の既往歴のある患者
② 重篤な甲状腺疾患のある患者

2．原則禁忌
① 一般状態の極度に悪い患者
② 気管支喘息のある患者
③ 重篤な心障害のある患者
④ 重篤な肝障害のある患者
⑤ 重篤な腎障害（無尿等）のある患者
⑥ 急性膵炎の患者
⑦ マクログロブリン血症の患者
⑧ 多発性骨髄腫のある患者
⑨ テタニーのある患者
⑩ 褐色細胞腫のある患者およびその疑いのある患者

3．慎重投与
① 本人または両親，兄弟に気管支喘息，発疹，じん麻疹等のアレルギーを起こしやすい体質を有する患者
② 薬物過敏症の既往歴のある患者
③ 脱水症状のある患者
④ 高血圧症の患者
⑤ 動脈硬化のある患者
⑥ 糖尿病の患者
⑦ 甲状腺疾患のある患者
⑧ 肝機能が低下している患者
⑨ 腎機能が低下している患者
⑩ 高齢者
⑪ 幼・小児

4．重要な基本的注意
① ショック等の発現に備え，十分な問診を行うこと．
② 投与量と投与方法の如何にかかわらず過敏反応を示すことがある．

第2部 外来編

本剤によるショック等の重篤な副作用は，ヨード過敏反応によるものとは限らず，それを確実に予知できる方法はないので，投与に際しては必ず救急処置の準備を行うこと．
③ 投与にあたっては，開始時より患者の状態を観察しながら，過敏反応の発現に注意し，慎重に投与すること．また，異常が認められた場合には，ただちに投与を中止し，適切な処置を行うこと．
④ 重篤な遅発性副作用（ショックを含む）等が現れることがあるので，投与中および投与後も，患者の状態を十分に観察すること．
⑤ 外来患者に使用する場合には，本剤投与開始より1時間〜数日後にも遅発性副作用の発現の可能性があることを患者に説明したうえで，発疹，浮腫・腫脹，じん麻疹，掻痒感，嘔気，嘔吐，血圧低下等の副作用と思われる症状が発現した場合には，速やかに主治医に連絡するように指示するなど適切な対応をとること．

(添付文書より引用，一部改変)

> **クリティカルポイント**
>
> **医療事故後の患者側に対する事故原因の説明・報告はすみやかに，かつ，隠さないで正確に．**

ケース12-4　病院の医療事故調査報告・説明の内容が問題とされた事例（京都地裁平成17年7月12日判決，裁判所ホームページ判例検索）

患　児　6歳，女児
経　過　平成13年1月15日：体中に掻痒感を伴う発疹が出たため，**A病院**を受診．
B医師（産婦人科・小児科）：じん麻疹と診断し，**C看護師**に塩化カルシウム注射液20 mL（じん麻疹に効能・効果なし）を5分かけてゆっくり静脈注射するよう指示．
C看護師：医師の指示を診療録に記載，処方室に診療録を持参して，**D准看護師**に静脈注射するよう申し送る．
D准看護師：静脈注射すべき薬剤をコンクライト®-K（塩化カリウム製剤）と認識し，患児にコンクライト®-Kを静脈注射．
心肺停止状態となり，蘇生術施行される．その後，**E病院**に搬送．一命は取りとめるも，低酸素脳症による両上下肢機能全廃，体幹機能障害の後遺症（＋）．
事故直後：救急処置にあたった**F医師**は注射に使用された薬剤のアンプルを探すよう指示．ゴミ箱内からはコンクライト®-Ca（塩化カルシウム製剤）のアンプルは1本もみつからず，コンクライト®-Kのアンプルは複数本みつかる．
3月9日：病院長：保健所長あてで，医療事故についての調査が終了したとして，「過失，誤認が行われた事実はない」などと報告．
3月23日：病院長：記者会見を開き，「一連のプロセスのなかで，どこも間違っていたところはなかった」などと述べる．
4月10日付け：家族に対し，理事長および院長の連名で，**B医師**が指示を妥当であるとしており，**D准看護師**も指示どおりの医療行為を行った旨述べていること，および，医療事故の責任等は医事紛争調停委員会で話し合いを進めたいことを記載した「御連絡」と題する書面を送付．

平成15年11月13日（事故から約2年10カ月後）：報道機関に向けて，初めて塩化カルシウムがじん麻疹を適応症例として認められていない薬剤であることを記載した書面を作成．
それまでの経過の中で，家族に対して塩化カルシウムの効能・効果などについての説明なし．

患児側　①コンクライト®-K を投与したことは医療過誤，②医療事故後の事故原因の調査・報告義務違反がある，と提訴．

裁判所の判断
遺族側請求認容（**病院側**敗訴）①に対して損害賠償約2億4,700万円および②に対して慰謝料100万円

- B医師は，塩化カルシウムを静脈注射する場合には，自ら注射を実施するか，あるいは少なくとも注射をする場に立ち会い，注射事故の発生を防ぐべきであった．
- D准看護師は，コンクライト®-K の箱およびアンプルのラベルに「希釈・点滴」と記載されており，原液のまま静脈注射との指示に対し，B医師に対してその適否，希釈の必要があるのであればその程度，投与量，速度等について確認すべきであった．
- 塩化カルシウム注射液がじん麻疹に対して効能・効果を有しないことやコンクライト®-Ca が静脈注射による使用を予定していない薬剤であることは，単純な調査でただちに判明することであり，病院側は事故後間もなく，この事実を認識していたと推認できる．
- 病院側は家族に対し，医療事故の事故原因の説明・報告をすべきであった．

* * *

　この事例は，じん麻疹の患児に対し，治療のための塩化カルシウムと間違って塩化カリウムを希釈せず静脈注射したために，患児に重大な後遺症を残した事例です．

　塩化カルシウムは，以前はじん麻疹，湿疹，薬疹，掻痒症などに効能・効果があるとされていたものの，有効性が証明されず，昭和61年に適応から外されています．また，急激に血清カルシウム濃度を上昇させると，顔面紅潮，動悸，血圧の上昇および低下，不整脈，心停止などが引き起こされることがあるため，カルシウム製剤の静脈内投与は緩徐に行う必要があり，使用上の重要な基本的注意事項として，必ず希釈して使用することとの記載がなされています．

　この事例において裁判所は，副作用の重大性から，担当医師は，塩化カルシウムを静脈注射する場合には自ら注射を実施するか，あるいは少なくとも注射をする場に立ち会い，注射事故の発生を防ぐべきであったと，注射に立ち会っていなかった点に過失を認めています．しかし，そもそもこの事故のあった平成13年当時，じん麻疹に対して塩化カルシウムを投与することは，すでに一般的なものではなく，また，薬剤の危険性を考えると，じん麻疹といった重篤ではない疾患の患児に対して，他の薬剤に比べ心停止の危険性の高い塩化カルシウムを，しかも静脈注射するよう指示したことは，医師としては，むしろこの点に問題があると思います．

　ところで，この事例の興味深い点は，事故後の家族に対する説明・報告などが事故原因の説明・報告として誠意あるものとは到底いえないとして，病院側の慰謝料の支払いが認められたことでしょう．判決では，医療機関ないし医師は，患者の治療に支障を生じる場合を除き，患者に対し，診療の内容，経過および結果を報告する義務があり，このことから，患者について医療事故が起こった場合，患者に対し，医療事故の原因を調査し，報告

する義務があると述べています（報告する相手方は，この事例は6歳の女児ですから，法定代理人である両親です）．医療事故が起きたときは，患者（家族など）は非常に心を痛めています．起こったことを正しく伝え，患者に起こった出来事は，医療従事者の側としても起きてほしくない大変残念な事態であり，その病状の回復に向けて精一杯の治療を行うといったことなどを，真摯な態度で説明していく必要があるでしょう．

なお，この事例では，B医師とD准看護師の刑事責任も問われています（飯田英男著『刑事医療過誤Ⅱ［増補版］』（判例タイムズ社，平成19年刊），143ページ）．D准看護師は，業務上過失傷害罪（禁錮10月）とされています．B医師に関しては，急変後の患児に対して，他の医師が応援にくるまでの約15分間，人工呼吸や心臓マッサージなどの適切な救急蘇生措置を行わず，腹部を押さえているのみで，応援にきた医師により，挿管などの救急蘇生措置がとられたという事実があったため，人工呼吸や心臓マッサージなどの適切な救急蘇生措置を講じなかった過失により，被害者に加療期間不明の低酸素脳症後遺症による両上下肢機能不全，躯幹麻痺および咽喉機能不全などの傷害を負わせたとして業務上過失傷害罪（禁錮10月）とされています．

⚠ クリティカルポイント

しつこく不当な要求をしてくる患者に対しては，債務不存在の確認を求め提訴するなどの法的な対応策もあります．

ケース 12-5 献血の際の試験採血により神経障害を生じたことを理由に，過大な要求がなされた事例（大阪地裁平成8年6月28日判決，判例時報1595号106ページ）

原　告　日本赤十字社
経　過　平成6年3月6日
　　A（仮枠大工などの日雇い労働に従事しながら，画家を目指して勉強中）：献血を申し出る．
　　看護師：献血に先立ち，左前腕部から2mLの試験採血を行う．
　　A：注射針が穿刺された瞬間，左腕の付け根から親指の先端まで激しい疼痛としびれ感あり．のどから絞りあげるような声で「痛い．痛い」という．その後，右腕から400mLの献血を行い，帰宅．
　　3月22日
　　A：B病院を受診し，2週間（延長もあり得る）の通院治療を要する左前腕皮神経損傷と診断される．
　　3月29日
　　A：手関節と手指の進展と屈曲，前腕の深指屈筋の筋力測定において左右差なし．事故後も外出し，ビラ張りなどの軽作業に従事．
　　日本赤十字社：休養損害，治療費，通院交通費などの名目で合計約47万円を支払う．
　　A：日本赤十字社に対し，事故後6カ月間まったく仕事につくことができなかったとして，休業損害216万円＋慰謝料100万円などを請求．
日本赤十字社側　Aの債務不存在の確認を求め，提訴．

裁判所の判断
日本赤十字社側の請求認容　Aの債務不存在を確認
- 注射針による穿刺によって前腕皮神経を損傷しないようにすることは現在の医療水準に照らしおおよそ不可能.
- 担当看護師の採血行為に過失なし.
- Aの障害が重篤なものであったとの主張を認めるに足りる証拠はない.

＊　＊　＊

　この事例では，献血の試験採血に伴い神経障害を生じたため，日本赤十字社はAに対し，休養保障などの名目で約47万円を支払っています．そのうえAは，日本赤十字社に対し，ビラ張りなどの軽作業にも従事していたにもかかわらず，事故後6カ月間まったく仕事につくことができなかったとして，休業損害216万円および慰謝料100万円などを請求しています．おそらく，この要求がしつこくなされたため，日本赤十字社側が債務不存在確認を求め提訴に踏み切ったものと思われます．裁判所もこの日本赤十字社側の主張を認めています．

　近年，病院に対し不当な要求をしてくるクレーマー患者，いわゆるモンスターペイシェントの増加が問題となっています．不当な要求に対しては，病院側は毅然とした態度で対応する必要があるでしょう．不当な要求をしつこく続けてくる者に対しては，医師会や弁護士などに相談し，今回の事例のように債務不存在確認を求めて提訴するなどの法的な手段をとることは有効な手段の一つと思われます．本書では，これまで病院側が患者側から訴えられたものばかりを取り上げてきましたので，裁判所というのは何か煙たい存在のように感じている医師の方々もおられるかもしれませんが，私たち医療機関側を守る手段の一つとして，裁判所を利用することができるのです．このことは，知っておくべきことでしょう．

　近年，一般の人々の間への「文句をいったもの勝ち」といった風潮の広がりに伴い，医療機関に対する悪質なクレームの増加が指摘されています．従来のような暴力団関係者のみならず，一般の受診者の悪質クレーマーの増加が問題となっています．一度クレームをつけたら，平謝りに謝り，商品券などを渡されたなどの体験から味を占め，常習者となるような構図があることが指摘されています．このようなクレーマーに対する対応法の基本について，以下に簡略に紹介します．

参考　医療機関の危機管理体制づくり

1. 危機管理体制づくりの基本
    ① 組織のトップの危機管理
       院長・理事長自らが「不当な要求には絶対に応じない」という基本姿勢を堅持し，毅然とした対応をするという職場環境を構築する．
    ② 危機管理体制づくり
       事前に対応責任者，補助者を指定して，窓口を一本化しておき，定められた対応マニュアル・通報手順などに従い，責任者などが医療機関の組織を代表して応対に当たる．
2. 危機管理体制づくりの具体的対応
    ① 相手の確認と用件を確認する
       相手の雰囲気に飲まれないようにし，相手の住所，氏名，所属団体名，電話番号，人数

を確認して応接室など（②参照）で対応する．代理人の場合は，委任状の確認を忘れないようにする．

② 応対場所の選定

すばやく助けを求めることができ，精神的に余裕をもって応対できる場所を選定する．不当要求者の指定する場所には絶対に出向かない．

③ 応対場所の人数・時間

相手に優位に立つための手段として，常に相手より多い人数で応対し，役割分担をあらかじめ決めておく．応対時間が長くなると相手のペースにはまる危険性が大きくなるので，可能な限り短くする．最初の段階で，「会議の都合で何時までならお話を伺います」などと告げて，対応時間を明確にする．

④ 即答や約束はしない

不当要求に対しては，組織的に対応することが大切で，個人の判断で即答や約束はしない．

⑤ トップは応じない

最初から院長や理事長などの決裁権を持った者が応対すると，即答を迫られるし，次回以降の交渉で，「院長・理事長を出せ」などの難癖をつけられる．

⑥ 応対内容の記録化

電話や面談の応対内容は，犯罪検挙や行政処分，民事訴訟の証拠として非常に有効であることから，メモや録音，ビデオ撮影により応対内容を記録化する．

⑦ 機を失せずに警察に通報

不要なトラブルを避け，受傷事故を防止するため，平素から最寄りの警察，暴力追放推進センターとの連携を強化する．

（大阪府保険医協会編『医療機関まさかのトラブル対策』（プリメド社，平成19年刊）より一部改変後抜粋）

Q いわゆるクレーマー患者が刑事責任を問われた事例はある？

A あります．透析を受けていた患者が強要罪・脅迫罪で，懲役1年8カ月となった事例があります（広島地裁平成21年3月4日，裁判所ホームページ判例検索）．この事例の犯罪事実は，①患者が「あんたらー，ここおったら，わしがのー，若い衆らで木刀と頭，のー，頭と身体へのー，おい，刺すぞー．殴り上げて．嫌じゃいうくらい」などと語気鋭く申し向け，臨床工学技師らの生命，身体等に危害を加えるかもしれない態度を示して同人らを脅迫した（脅迫罪），②病院職員の配置転換の権限を有するAに対し，「B婦長なってから，ぐちゃぐちゃのめちゃくちゃになっとるんよ」，「院長と話して，納得したらの，全部抑えてあげるけー，わしが言よーるの」，「Bじゃもうダメよ」，「代えれ，バシーッと」などと申し向けてBの配置転換を要求し，もしこれに応じなければ，その職員に対し辞職を迫るなどの要求を継続し，病院の業務遂行を困難ならしめ，ひいてはAの病院経営ないし管理能力等の名誉等に対して危害を加えるかもしれない態度を示して脅迫し，Bを配置転換させた（強要罪），というものです．裁判所は量刑事情で，患者の態様は，ボケ，ワレ，わりゃー，木刀で刺す，殴りあげるなどの文言を約3時間にわたり言い続けたりするなど執拗極まりないもので，相当に悪質だったと述べています．

いわゆるクレーマー患者の事例ですが，このような患者が増えているという状況は嘆かわしいことです．医療従事者としては毅然として対応すべきですし，場合によっては警察などの力を借

りる必要があります．警察などとも密に連絡をとるようにしましょう．

脅迫罪（刑法第222条）
1．生命，身体，自由，名誉又は財産に対し害を加える旨を告知して人を脅迫した者は，2年以下の懲役又は30万円以下の罰金に処する．
2．親族の生命，身体，自由，名誉又は財産に対し害を加える旨を告知して人を脅迫した者も，前項と同様とする．

強要罪（刑法第223条）
1．生命，身体，自由，名誉若しくは財産に対し害を加える旨を告知して脅迫し，又は暴行を用いて，人に義務のないことを行わせ，又は権利の行使を妨害した者は，3年以下の懲役に処する．
2．親族の生命，身体，自由，名誉又は財産に対し害を加える旨を告知して脅迫し，人に義務のないことを行わせ，又は権利の行使を妨害した者も，前項と同様とする．
3．前二項の罪の未遂は，罰する．

第 3 部

刑事責任編

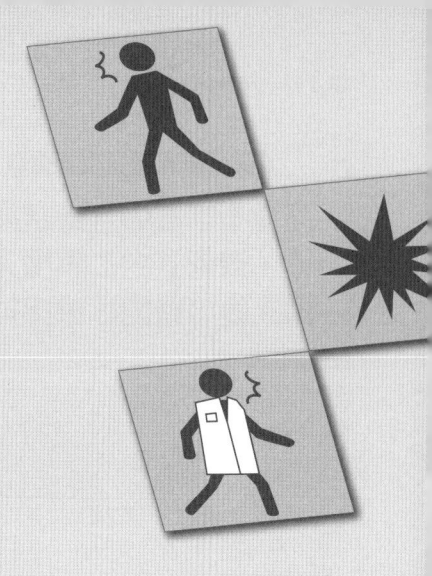

　この章では，医師の刑事責任が認められた事例を取り上げます．平成 18 年 2 月に福島県立大野病院の産婦人科医が，帝王切開時，癒着胎盤による大量出血で産婦が死亡したことに関して，警察に逮捕された事件を契機に，医師に対する刑事責任のあり方が議論されています．この産婦人科医の事例や，今回取り上げた事例もそうですが，私たち医師の過失により患者が死亡したり傷害を負ったときに問われるのは，業務上過失致死傷罪（刑法 211 条 1 項）「業務上必要な注意を怠り，よって人を死傷させた者は，5 年以下の懲役若しくは禁錮又は 100 万円以下の罰金に処する」というものです．条文には，何が「業務上必要な注意」かは具体的に明示されておらず，ケースバイケースの判断となります．刑事手続きでは，民事よりも厳格な立証が検察側に求められるため，医療事故に対する民事上の責任が認められる件数に比べて，医師個人が刑事上の責任を問われる件数はかなり少ないのが現状です．医師が刑事責任を問われている事例のほとんどは，医療関係者以外の人が聞いてもそれは明らかにミスと判断できるような，いわゆる単純ミスで患者が死亡したり，傷害結果を負ったような事例です．

第3部 刑事責任編

> **! クリティカルポイント**
>
> 高齢者などの全身状態が不良な患者の経鼻胃管挿入には要注意．胃管が気管・気管支内に誤挿入されても，咳嗽反射を認めないことあり．経鼻胃管挿入後の確認は確実に．

ケース1 経鼻胃管を気管支内に誤挿入し，腸管洗浄液を注入したため，患者が呼吸不全で死亡した事例
（水沢簡略式平成13年12月11日，飯田英男著『刑事医療過誤Ⅱ［増補版］』（判例タイムズ社，平成19年刊），567ページ）

患　者	80歳，女性
既往歴	認知症（痴呆），脳梗塞
経　過	平成12年7月26日午後3時30分ころ

　　担当医師：大腸内視鏡検査のための腸管洗浄を行うため，経鼻胃管挿入．右気管支内に誤挿入となったが，患者は高齢・認知症などのため，気管支内に挿入されても，咳嗽反射（−）．
　　担当医師：不明瞭な気泡音を胃内の気泡音と判断．注射器で胃内容物を吸引するなどの確認を怠る．
　27日午前6時ころ
　　看護師：腸管洗浄液を経鼻胃管から注入．
　　患者：呼吸不全で死亡．

裁判所の判断
担当医師：業務上過失致死罪　罰金50万円
・担当医師は不明瞭な気泡音を胃内の気泡音と軽信することなく，注射器で胃の内容物を吸引するなどの確認を行うべきであった．

＊　＊　＊

　この事例は，経鼻胃管挿入後の確認が不十分で，気管支への誤挿入に気づかず，腸管洗浄液を注入し，患者が死亡した事例です．医師の確認が不十分だったことが患者の死亡につながったと判断されています．そのことにより，担当医師は業務上過失致死罪に問われ，当時の同罪の罰金額最大の50万円が科せられています（平成18年改正により罰金額が50万円以下から100万円以下になっています）．

　経鼻胃管誤挿入後，栄養剤などの投与により患者が死亡し，医療従事者の刑事責任が問われた事例は他にもあります．たとえば，盛岡簡略式平成14年12月27日では，経鼻胃管挿入後および注入前の確認を怠った看護師2人が，それぞれ業務上過失致死罪，罰金30万円とされています．名古屋簡略式平成15年12月10日では，挿入の確認の際，胃泡音が聞こえなかったのに，誤挿入はないと判断した外科医が，業務上過失致死罪，罰金30万円とされています．いずれの事例も脳梗塞などの既往のある高齢者であり，胃管が気管内に挿入されても，咳嗽反射を認めていませんでした．胃管が咳嗽反射なく，すんなりと挿入されたとしても，チューブ先端位置の確認は確実に行いましょう．

> **! クリティカルポイント**
> 院内感染防止のためのマニュアルを作成し，看護師らに対しては研修など職員教育を実施するなどして，院内感染防止策を講じるように．

ケース2 ヘパリン加生理食塩水がセラチア菌に汚染され，入院患者12名に敗血症が生じ，6名が死亡した事例（東京簡略式平成16年4月16日，飯田英男著『刑事医療過誤Ⅱ［増補版］』（判例タイムズ社，平成19年刊），899ページ）

患　者 70歳，女性ほか11名

経　過 平成14年1月7日：**A脳神経外科病院**2階ナースステーション点滴作業台で，**B准看護師**が手洗いなど不十分なままヘパリン加生理食塩水を作成し，常温で保存（それまでも，ヘパリン加生理食塩水を作成したら，常温で保存し，数日間それを使用していた）．入院中の患者12名に対し，担当看護師がその作り置きされていたヘパリン加生理食塩水を投与．

1月8日以降：入院患者が次々とセラチア菌による敗血症を発症（合計12名），9日から16日にかけて，6名が敗血症性ショックで死亡．

A病院では，
・院内感染防止のためのマニュアルなし．
・看護師らに対する院内感染防止のための研修などの職員教育の実施なし．

裁判所の判断
院長：業務上過失致死傷罪　罰金50万円
・院長は院内感染防止のためのマニュアルを作成し，看護師らに対して院内感染防止のための研修などの職員教育を実施すべきであった．
・院長は，さらに，ヘパリン加生理食塩水を作成する際の基準を示し，清潔保持を徹底させるべきであった．

＊　＊　＊

　今回は，准看護師が手洗いなど不十分なままヘパリン加生理食塩水を作成したため，ヘパリン加生理食塩水がセラチア菌に汚染され，12名の入院患者に敗血症が生じ，うち6名が死亡するという重大な事態に至った事例です．この事例では，院長の刑事責任が問われています．その理由として，院長は院内感染防止のためのマニュアルを作成せず，看護師らに対して院内感染防止のための研修などの職員教育の実施しなかったことと，ヘパリン加生理食塩水を作成する際の基準を示さないなど清潔保持を徹底させないまま放置したことがあげられています．看護師らに対して，医療行為などの直前の手洗いおよび消毒を励行させ，ヘパリン加生理食塩水を作成したときは，冷蔵庫に保管し，作成当日に使用することを義務づけるなどの指導・監督を行っていれば，このような事故は生じなかったという判断です．これらの裁判所の指摘していることは，看護業務としても十分に基本的・初歩的なことであり，院長以外にもB准看護師およびその病棟の看護師長にも刑事責任があるのではないかという意見もあるでしょう．皆様はどのようにお考えになるでしょうか．

　この事例のように，院内感染は，一度に多数の入院患者などに影響を与えるものです．

第3部　刑事責任編

高齢者や重症患者などの場合，死亡する危険性も高いため，普段から，院内感染対策は怠らないようにしましょう．

> **！クリティカルポイント**
>
> **まれな難治性の悪性疾患に抗癌薬を投与する際は，プロトコールを担当医師ら全員で詳細に検討・確認し，過量投与とならないように．また，副作用チェックも十分に．**

ケース3　抗癌薬の過量投与により，患者が死亡した事例（最高裁平成17年11月15日決定，飯田英男著『刑事医療過誤Ⅱ［増補版］』（判例タイムズ社，平成19年刊）123ページ・刑集59巻9号1558ページ）

患　者　16歳，女性

経　過　<u>平成12年8月</u>：**A大学総合医療センター**耳鼻咽喉科に入院．右顎下腫瘍摘出し，いったん退院．診断：右顎下部滑膜肉腫（かなりまれ）
<u>9月</u>：再発の危険性高く，化学療法を実施するため，再入院．
担当医師：主治医（卒後4年），指導医（卒後8年），科長（教授）（いずれも，滑膜肉腫の経験なし）．
治療：化学療法（硫酸ビンクリスチン，アクチノマイシンD，シクロフォスファミドの3剤によるVAC療法）
主治医：プロトコールの「week」の文字を見落とし，週単位で記載されているのを日単位と間違え，硫酸ビンクリスチン2mgを12日間連日投与という治療計画を立案．
指導医，科長：プロトコールの確認が不十分なまま，実施許可．
硫酸ビンクリスチン投与2日目：教授回診あり．カンファレンスではVAC療法を行っている旨の報告のみで，具体的な治療計画は示されなかったが，科長はこれを了承．
硫酸ビンクリスチン7日間連日投与後
血小板↓↓
化学療法を中止．このころ，科長は患者が車いすに乗っているのを見かける．
その後，多臓器不全により死亡

地裁（さいたま地裁平成15年3月20日判決（飯田英男著『刑事医療過誤Ⅱ［増補版］』（判例タイムズ社，平成19年刊）98ページ）**の判断**
主治医：禁錮2年（執行猶予3年），指導医：罰金30万円，科長：罰金20万円
・主治医：①正しい抗癌薬の投与計画を立て，連日硫酸ビンクリスチンを投与すべきではなかった．②高度の副作用が出ていたのであるから，適切な対応をとるべきであった．
・指導医，科長：①誤った投与計画を漫然と承認すべきではなかった．②副作用に対する対応について主治医に対し事前に適切に指導すべきであった．
指導医と科長，検察官がそれぞれ控訴．
高裁（東京高裁平成15年12月24日判決（飯田英男著『刑事医療過誤Ⅱ［増補版］』（判例タイムズ社，平成19年刊）110ページ）**の判断**
指導医：禁錮1年6月（執行猶予3年），科長：禁錮1年（執行猶予3年）
・指導医：①誤った投与計画を漫然と承認すべきではなかった．②患者を診察して治療状況を把握

し，患者に発現していた高度の副作用に気づき，適切な対応をとるべきであった．
・科長：①誤った投与計画を漫然と承認すべきではなかった．②教授回診の際に，患者のカルテ内容を確認すべきであった．

科長が上告．

最高裁の判断

上告棄却

・①自らも臨床例，文献，医薬品添付文書等を調査検討するなどして，VAC療法の適否とその用法・用量・副作用などについて把握したうえで，抗癌薬の投与計画案についても踏み込んで具体的に検討し，これに誤りがあれば是正すべきであった．
・②主治医らの硫酸ビンクリスチンの副作用に関する知識を確かめ，副作用に的確に対応できるように事前に指導するとともに，懸念される副作用が発現した場合には，ただちに科長に報告するよう具体的に指示すべきであった．

＊　＊　＊

　この事例は，医師の，他の医師に対する指導監督義務違反が肯定された初の事例です．この事例のように，大学病院などでは，科長以下，経験年数の異なる複数医師によって患者の治療にあたる体制がとられていることが多いと思われます．この場合，科長は，これら複数医師による治療体制下の治療チームの統括者です．したがって，一般的には，そのチームの上位の医師（この場合は指導医）の能力が十分であれば，科長はその医師の指導・監督による医療行為を信頼することが許されるでしょう．しかし，問題となるのは，まれな疾患や難治例の患者に対し，そのチーム内の上位の医師の臨床能力が不十分な場合です．このような場合は，科長は指導医や主治医らが適切な治療を行うことを信頼することはできないでしょう．まさに，この事例では主治医は卒後4年，指導医は卒後8年と比較的若いうえに，科長も含めて，いずれも，患者の有する滑膜肉腫の経験がないという状況でした．そのため，科長としては，主治医，指導医の教育のために，プロトコール作成を，主治医らに行わせることは許されるでしょうが，自ら，その療法について正しく把握し，自らその療法がベストかどうか，また，そのプロトコールに誤りがないか，細かく検討する必要があったと判断されています．

　なお，私の同僚らにこの事例を紹介すると，主治医の責任よりも指導医の責任のほうが大きいのではないかという意見が多くありました．指導医がプロトコールを考えるべきで，これを主治医に押し付け，指導を怠っていることが問題との意見です．指導体制や指導方法の実際は，大学や科ごとに異なると思われますが，この事例を読んだ皆様はどのようにお考えになられるでしょうか．

　次ページに，抗癌薬の過量投与について医師の刑事責任が肯定された他の事例を紹介します．抗癌薬の過量投与が患者の死を招くことは，一般的によく知られたことです．しかも，比較的急な経過をたどります．そのため，家族側のショックも大きいものと思われます．

表 抗癌薬の過量投与について医師の刑事責任が肯定された事例

①東京簡略平成13年9月5日（飯田英男著『刑事医療過誤Ⅱ[増補版]』（判例タイムズ社，平成19年刊），87ページ）
担当医師：胃癌の患者に抗癌薬ブリプラチン®注を投与する際，その用法に従い，120 mgを1日1回投与し，少なくともその後3週間休薬するなどの必要があったのに，他の薬剤と間違えて，120 mgを3日間にわたり3回投与する旨を指示票に誤記したため，看護師が誤った指示通り薬剤を投与し，患者が多臓器不全で死亡．また，その死が異状死であると認めたにもかかわらず，24時間以内に所轄警察署に届け出なかった．
→担当医師：業務上過失致死罪，医師法違反　罰金50万円

②福井簡略平成16年3月31日（飯田英男著『刑事医療過誤Ⅱ[増補版]』（判例タイムズ社，平成19年刊），141ページ）
担当医師：処方に際し，入院診療録に「エクザール5 mg」と記入するに当たり，これを「エクザール50 mg」と見誤りやすい文字で記入したため，看護師が入院注射薬処方せんに「エクザール50 mg」と誤転記し，そのまま薬剤師に調剤を指示した．
担当薬剤師：通常の使用量を超えるなどその処方に疑わしい点があるときには，速やかに処方した医師に問い合わせて，疑わしい点を確認した上で調剤すべきであるのに，これを怠り，エクザール®の数量が通常の使用量を大幅に超えたものであることを看過して，漫然とエクザール®50 mg注射剤を調剤した．
担当医師：患者に注射する際，注射器に貼付された薬名・薬量の表示が「エクザール50 mg」となっていることを看過して，漫然とエクザール®50 mg溶液を患者に注射した．このため，患者は多臓器不全で死亡．
→担当医師：業務上過失致死罪　罰金50万円
　担当薬剤師：業務上過失致死罪　罰金30万円

⚠ クリティカルポイント

先端的医療を実施する際は，適応などに関して，他の医師を交えて検討するなどして慎重に判断を．また，治療手技がうまくいかないときは，その方法に固執することなく，次善の方法について検討を．

ケース4　小腸狭窄に対するステント留置術に固執，その後，患者が汎発性腹膜炎を発症し死亡した事例
(高松地裁平成17年5月13日判決，飯田英男著『刑事医療過誤Ⅱ[増補版]』)（判例タイムズ社，平成19年刊），455ページ）

担当医師　外科医
患　者　53歳，男性
既往歴　平成10年，空腸憩室症で小腸切除
経　過　平成12年7月6日：イレウス症状（＋），緊急手術を行い，癒着した腸管を切除．しかし，イレウス症状持続．

7月28日および8月1日：トライツ靱帯から肛門側の約10 cmの術後狭窄に対し，内視鏡下バルーン拡張術をそれぞれ施行されたが，効果なし．

8月8日
担当医師：再手術の適応について十分に検討せず，食道用ステントを用いて，ステント留置術施行する．術中，十二指腸穿孔を生じる．
緊急手術：穿孔部と狭窄部が近かったため，担当医師は穿孔部分からのステント留置を試みる．狭窄部越えず，手前にステント2本留置＋バイパス術（胃空腸側々吻合術）実施し，終了．
術後：高度の炎症反応，ドレーンから便状の排出物（＋）．

<u>8月12日</u>：大学病院へ転院後，ドレーンから大量出血あり．
緊急手術：ステントのエッジ部分で，腸管壊死・穿孔（血流障害による），横行結腸・十二指腸・空腸：癒着，大腸の大半が暗赤色，部分的に壊死，多発穿孔（＋）（ステントの圧迫が原因の中結腸動脈血栓症による）．
<u>8月17日</u>：死亡

裁判所の判断
担当医師：業務上過失致死罪，禁錮1年8月（3年間執行猶予）
・小腸狭窄に対し，ステント留置の適応はなかったのであるから，ステント留置術を避けるべきであった．
・あえてステント留置術を行うに際しては，腸管穿孔の危険性に十分留意し，もし留置術中に腸管が穿孔したときには，ただちに，穿孔部位の縫合手術を実施して腸内容物の腹腔内への漏出を防止するとともに腹腔内洗浄をするなどの救命措置を実施すべきであった．

＊　＊　＊

　この事例は，小腸狭窄に対し，食道用ステントを転用して，ステント留置術を行ったという先端的医療が関係した事例です．先端的医療で，まず問題となるのは，その適応でしょう．この事例では，裁判所は，小腸の狭窄部に食道用ステントの留置が許される要件について詳しく検討しています．その要件とは，
　①手術などの他の治療法の適応がないこと
　②バルーン拡張など他の治療法の適応がないこと
　③ステントによる治療のみが残された治療法と判断されること
　④ステント留置により狭窄部が拡張し，患者の状態が改善されると判断されること
　⑤狭窄の原因が原則として悪性腫瘍であること
　⑥器具（ステント）に不具合がなく，安全性がかなり保証され，その器具の性質に精通して手技に熟練していること
　⑦患者と家族のインフォームド・コンセントが得られていること
です．この事例では，④の要件に関しては不確実な要素が多分にあり，十分に満たされておらず，他の要件に関してはまったく満たさないため，ステント留置術の適応はなかったと判断されています．
　そして，裁判所は，前例のない部位への食道用ステントの転用という先端的医療であり，その適応に関しては，他の医師を交えて検討するなど慎重に判断すべきであったのに，それを怠っており，その過失の態様は独断的で危険であると述べています．近年，病院で倫理委員会を設置することをはじめ，手続きの公正さが求められる時代となっています．一般的とはなっていない先端的治療法を行う際は，その症例について医局会などで検討するなどして，十分に検討したうえで，実施する必要があるでしょう．
　この事例の問題点は，そもそも適応が乏しいのにステント留置術を試みたことにもありますが，うまくいかなかった（十二指腸穿孔を起こした）後の対応にも，大きな問題がありました．裁判所も指摘するように，十二指腸穿孔後，ただちに，穿孔部位の縫合手術を実施して腸内容物の腹腔内への漏出を防止するとともに腹腔内洗浄をするなどの救命措置を実施していれば，十分に救命可能であったと思われます．しかし，担当医師は，小腸狭窄に対するステント留置術に固執し，穿孔部分からステントの留置を試みています．結局，狭窄部を越えず，手前にステント2本留置，バイパス術を実施し，終了していますが，結

果は患者の死亡という非常に残念なものになってしまいました．私たち医師は，治療手技などがうまくいかないとき，そのことに固執してしまうことがあります（固執することは，当然，医師に限ったものではないと思いますが）．たとえば，中心静脈栄養（IVH）カテーテル挿入がうまくいかないとき，穿刺部位を右鎖骨下から左鎖骨下といったように変更して行うべきですが，何度も同じ部位を穿刺して結局うまくいかなかったという経験をお持ちの先生もおられるでしょう．そういったときは，合併症を起こしやすいことが報告されています．何よりも，患者の安全を優先しましょう．ある一つの治療法に固執することは危険です．

以下に，これまでの医療過誤事故により医療従事者などが刑事責任に問われた事例における職種や人数などのデータを示します．図1は職種による分類，図2は事故内容による分類です．なお，これらの図は，いずれも飯田英男著『刑事医療過誤Ⅱ［増補版］』（判例タイムズ社，平成19年刊）のデータから作図しています．

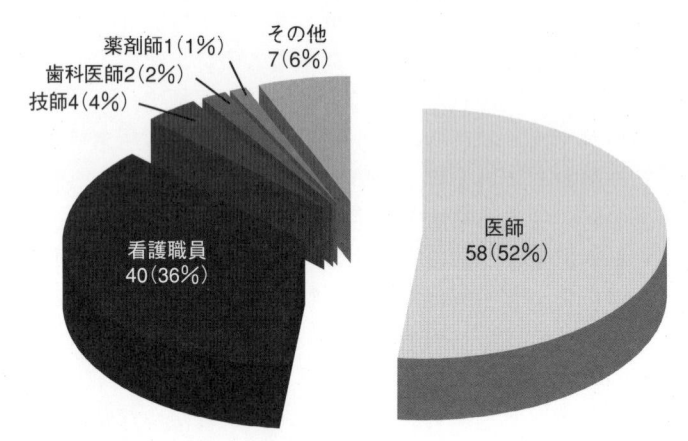

図1 職種による分類（平成11年1月〜平成16年4月：79件112名）

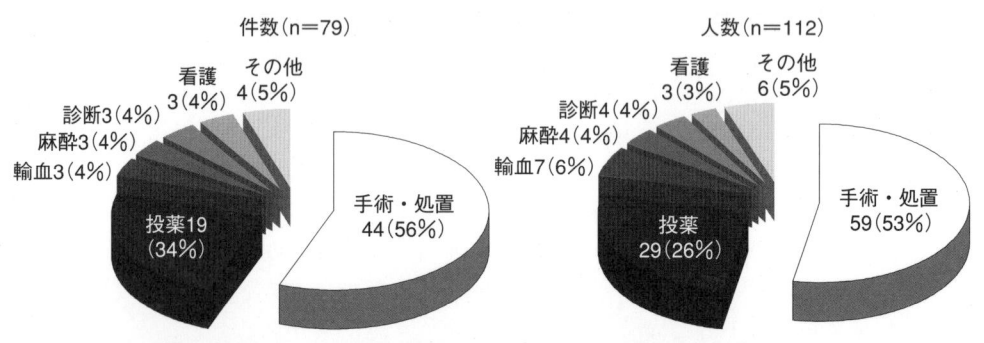

- 医師 58（52%）
- 看護職員 40（36%）
- 技師 4（4%）
- 歯科医師 2（2%）
- 薬剤師 1（1%）
- その他 7（6%）

図2 事故内容による分類（平成11年1月〜平成16年4月：79件112名）

件数（n=79）
- 手術・処置 44（56%）
- 投薬 19（34%）
- 輸血 3（4%）
- 麻酔 3（4%）
- 診断 3（4%）
- 看護 3（4%）
- その他 4（5%）

人数（n=112）
- 手術・処置 59（53%）
- 投薬 29（26%）
- 輸血 7（6%）
- 麻酔 4（4%）
- 診断 4（4%）
- 看護 3（3%）
- その他 6（5%）

おわりに

　過去，どのような医療事故訴訟があるのかについて知りたいと思われている先生方は多いと思います．しかし，忙しい毎日のなかで，実際に，判決文そのものに目を通すということはなかなか困難なことでしょう．本書では，事例の経過や裁判所の判断について，できるだけ簡略にまとめ，一読でその概要がつかめるものになるように心がけたつもりです．ただどうしても，その過程で抜け落ちてしまう情報があります．もっと詳しくその判決文に当たりたいと思われる方がおられましたら，ぜひ，事例に記載されている資料に当たってみることをお勧めいたします．裁判所ホームページ判例検索となっているものは，http://www.courts.go.jp/にある判例検索のコーナーから判決文全文が入手可能です．

　この本で紹介したもの以外にも，さまざまな訴訟事例があります．また，今後も，いろいろな訴訟事例が出てくるでしょう．訴訟事例は実際に起こった事例であり，まさに生きたケーススタディの材料といえると思います．このような事例を検討して，日々の診療のなかに潜むピットフォールに気づき，患者の方々にも，そして私たち医療従事者にとっても，安全な医療につなげていくような活動が，日本中の多くの施設で行われることを切に願っています．これが，きっと患者側の満足度の高い，よい医療につながるものと信じています．

　また，理不尽と思われる判決に関しては，私たち医師は声を上げ，学会などを通して，声明を発表する必要もあるように思います．誤った裁判所の判断が繰り返されないようにする活動も重要です．

　最後になりましたが，本書を出版するに当たり，大変お世話になりました新興医学出版社の皆様，そして，個々の事例において貴重な御意見を賜りました広島大学の茶山一彰教授，田中信治教授をはじめ，先輩，同期，後輩の諸先生方，関係諸子にこの場を借りて，深謝いたします．

著者を代表して
日山　亨

■著者略歴

日山　亨（ひやま　とおる）
- 平成 3 年　　広島大学医学部卒業
- 平成 11 年　広島大学大学院医学系研究科修了
- 平成 11 年　国立療養所賀茂病院内科
- 平成 14 年　広島大学保健管理センター助手
- 平成 19 年　同　助教

日山　恵美（ひやま　えみ）
- 平成 5 年　　大阪大学法学部卒業
- 平成 14 年　広島大学大学院社会科学研究科法律学専攻博士課程前期修了
- 平成 17 年　同　後期単位取得満期退学
- 平成 16 年　海上保安大学校海上警察学講座講師
- 平成 20 年　同　准教授

吉原　正治（よしはら　まさはる）
- 昭和 55 年　広島大学医学部卒業
- 昭和 63 年　広島大学保健管理センター助手
- 平成 6 年　　同　助教授
- 平成 10 年　同　教授
- 平成 17 年　同　センター長

© 2010　　　　　　　　　　　　　　　　　　　　第 1 版発行　2010 年 9 月 20 日

**内科医のための訴訟事例から学ぶ
日常診療のクリティカルポイント**　　（定価はカバーに表示してあります）

検印省略

編著　　日　山　　亨
　　　　日　山　恵　美
　　　　吉　原　正　治

発行者　　服　部　治　夫
発行所　　株式会社 新興医学出版社
〒113-0033　東京都文京区本郷6丁目26番8号
電話　03（3816）2853　　FAX　03（3816）2895

印刷　三報社印刷株式会社　　ISBN978-4-88002-707-4　　郵便振替　00120-8-191625

- 本書の複製権・上映権・譲渡権・公衆送信権（送信可能化権を含む）は株式会社新興医学出版社が保有します．
- JCOPY〈（社）出版者著作権管理機構 委託出版物〉
  本書の無断複写は著作権法上での例外を除き禁じられています．複写される場合は，そのつど事前に（社）出版者著作権管理機構（電話 03-3513-6969, FAX 03-3513-6979, e-mail：info@jcopy.or.jp）の許諾を得てください．